Amit Sharma
Pooja Sharma
Durgadas Anghore

Diabetes e suas complicações

Amit Sharma
Pooja Sharma
Durgadas Anghore

Diabetes e suas complicações

ScienciaScripts

Imprint
Any brand names and product names mentioned in this book are subject to trademark, brand or patent protection and are trademarks or registered trademarks of their respective holders. The use of brand names, product names, common names, trade names, product descriptions etc. even without a particular marking in this work is in no way to be construed to mean that such names may be regarded as unrestricted in respect of trademark and brand protection legislation and could thus be used by anyone.

Cover image: www.ingimage.com

This book is a translation from the original published under ISBN 978-620-2-06720-1.

Publisher:
Sciencia Scripts
is a trademark of
Dodo Books Indian Ocean Ltd. and OmniScriptum S.R.L publishing group

120 High Road, East Finchley, London, N2 9ED, United Kingdom
Str. Armeneasca 28/1, office 1, Chisinau MD-2012, Republic of Moldova, Europe
Printed at: see last page
ISBN: 978-620-7-92269-7

ÍNDICE DE CONTEÚDOS

CAPÍTULO 1

INTRODUÇÃO

A Diabetes Mellitus (DM) é uma das doenças mais antigas conhecidas pelo homem, tendo sido relatada pela primeira vez na literatura egípcia há cerca de 3000 anos. O termo "diabetes" foi cunhado pela primeira vez por Araetaeus da Cappodocia (81-133 d.C.). Mellitus (doce de mel) foi acrescentado por Thomas Willis (Grã-Bretanha) em 1675, quando detectou doçura na urina. Diz-se que foi detectado pela primeira vez pelos antigos indianos; Shushrutha tinha-lhe dado o nome de "Madhumeha" (Ahmed *et al.*, 2002). Avicena, o famoso médico árabe, foi quem primeiro descreveu as complicações e a progressão da doença (Olokoba *et al.*, 2012). A diabetes é um grupo de doenças metabólicas caracterizadas por hiperglicemia resultante de defeitos na secreção de insulina, na ação da insulina ou em ambas. A hiperglicemia crónica da diabetes está associada a danos a longo prazo, disfunção e falha de vários órgãos, especialmente os olhos, os rins, os nervos, o coração e os vasos sanguíneos (American Diabetes Association, 2012). De acordo com a IDF (Federação Internacional da Diabetes), o número de pessoas com diabetes no mundo em 2013 era de 382 milhões, que vai aumentar para quase 592 milhões até 2035. A Índia tem a hesitante semelhança de ser o lar de um grande número de pessoas que sofrem de diabetes. De acordo com a IDF, 65,1 milhões de adultos na Índia sofriam de diabetes no ano de 2013 (IDF Diabetes Atlas, 2013). Prevê-se que a prevalência da diabetes na população adulta da Índia seja de 6% até ao ano 2025 (King *et al.*, 1998). Devido à natureza progressiva da doença, é, por conseguinte, necessária uma estratégia de tratamento evolutiva para manter o controlo glicémico em jejum e pós-prandial. O acordo da ADA (Associação Americana de Diabetes) e da EASD (Associação Europeia para o Estudo da Diabetes) recomenda um objetivo de HbA1c <7% para um bom controlo da glicose na prática clínica (Nathan *et al.*, 2006). As terapias com insulina são necessárias quando as restrições dietéticas e as modificações do estilo de vida combinadas com OHAs (agentes hipoglicemiantes orais) não conseguem proporcionar um controlo metabólico aceitável (Brown *et al.*, 2005). O UKPDS (United Kingdom Prospective Diabetes Study) defende a necessidade crescente de terapias múltiplas em doentes com diabetes de tipo 2 para atingir o objetivo de controlo da glicemia (BG) (Turner *et al.*, 1999).

CLASSIFICAÇÃO ETIOLÓGICA DA DIABETES MELLITUS

DM T1 (Diabetes Mellitus Tipo 1)

Na DM1, há uma destruição completa das células β que conduz a uma deficiência absoluta de insulina.

a. Diabetes imunomediada

Esta forma de diabetes, que representa apenas 5-10% das pessoas com diabetes, anteriormente englobada pelos termos diabetes insulino-dependente, diabetes tipo 1 ou diabetes de início juvenil, resulta de uma destruição autoimune mediada por células das células b do pâncreas. Os marcadores da destruição imunitária da célula β incluem auto-anticorpos das células dos ilhéus, auto-anticorpos para a insulina, auto-anticorpos para o GAD (GAD65) e auto-anticorpos para as tirosina fosfatases IA-2 e IA-2b. Nesta forma de diabetes, a taxa de destruição das células β é bastante variável, sendo rápida em alguns indivíduos (principalmente bebés e crianças) e lenta noutros (principalmente adultos). Alguns doentes, particularmente crianças e adolescentes, podem apresentar cetoacidose como a primeira manifestação da doença. Outros têm uma hiperglicemia de jejum modesta que pode mudar rapidamente para hiperglicemia grave e/ou cetoacidose na presença de infeção ou outro stress. Outros ainda, particularmente os adultos, podem manter uma função residual das células β suficiente para evitar a cetoacidose durante muitos anos; estes indivíduos acabam por se tornar dependentes da insulina para sobreviver e estão em risco de cetoacidose. Nesta última fase da doença, há pouca ou nenhuma secreção de insulina, o que se manifesta por níveis baixos ou indetectáveis de péptido C plasmático. A diabetes imunomediada ocorre habitualmente na infância e na adolescência, mas pode ocorrer em qualquer idade, mesmo nas 8th e 9th décadas de vida.

b. Diabetes idiopática

Algumas formas de DM1 não têm etiologia conhecida. Alguns destes doentes têm insulinopenia permanente e são propensos a cetoacidose, mas não têm evidência de autoimunidade. Embora apenas uma minoria dos doentes com diabetes tipo 1 se enquadre nesta categoria, dos que se enquadram, a maioria é de ascendência africana ou asiática. Os indivíduos com esta forma de diabetes sofrem de cetoacidose episódica e apresentam vários graus de deficiência de insulina entre os episódios. Esta forma de diabetes é fortemente hereditária, não tem evidência imunológica de autoimunidade das células b e não está associada ao HLA. A necessidade absoluta de terapia de substituição de insulina nos doentes afectados pode surgir e desaparecer.

T2DM (Diabetes Mellitus tipo 2)

Na DMT2, há predominantemente resistência à insulina com deficiência relativa de insulina ou predominantemente um defeito de secreção de insulina com resistência à insulina. Esta forma de diabetes, que representa 90-95% das pessoas com diabetes, anteriormente referida como diabetes não insulino-dependente, DM2 ou diabetes de início na idade adulta, engloba indivíduos que têm resistência à insulina e, normalmente, têm uma deficiência relativa (em vez de absoluta) de insulina, pelo menos inicialmente, e muitas vezes ao longo da vida, não necessitando de tratamento com insulina para sobreviver. Esta forma de diabetes passa frequentemente despercebida durante muitos anos, porque a hiperglicemia se desenvolve gradualmente e, em fases iniciais, não é suficientemente grave para que o doente note qualquer um dos sintomas clássicos da diabetes. No entanto, estes doentes correm um risco acrescido de desenvolver complicações macrovasculares e microvasculares. Embora os doentes com esta forma de diabetes possam ter níveis de insulina aparentemente normais ou elevados, seria de esperar que os níveis mais elevados de glucose no sangue destes doentes diabéticos resultassem em valores de insulina ainda mais elevados se a função das células β fosse normal. Assim, a secreção de insulina é defeituosa nestes doentes e insuficiente para compensar a resistência à insulina. A resistência à insulina pode melhorar com a redução de peso e/ou com o tratamento farmacológico da hiperglicemia, mas dificilmente volta ao normal. O risco de desenvolver esta forma de diabetes aumenta com a idade, a obesidade e a falta de atividade física.

Outros tipos específicos de diabetes

a. Defeitos genéticos da célula β

Defeitos genéticos das células b. Várias formas de diabetes estão associadas a defeitos monogenéticos na função das células β. Estas formas de diabetes são frequentemente caracterizadas pelo início da hiperglicemia numa idade precoce (geralmente antes dos 25 anos). São designadas por MODY (Maturity Onset Diabetes of the Young) e caracterizam-se por uma secreção de insulina diminuída com defeitos mínimos ou inexistentes na ação da insulina. São herdadas num padrão autossómico dominante. Até à data, foram identificadas anomalias em seis loci genéticos em diferentes cromossomas. A forma mais comum está associada a mutações no cromossoma 12 num fator de transcrição hepático designado por HNF-1a (fator nuclear do hepatócito). Uma segunda forma está associada a mutações no gene da glucocinase no cromossoma 7p e resulta numa molécula de glucocinase defeituosa. A glucocinase converte a glucose em glucose-6-fosfato, cujo metabolismo, por sua vez, estimula a secreção de insulina pela célula β. Assim, a glucoquinase funciona como "sensor de glucose" para a célula b. Devido a defeitos no gene da glucocinase, são necessários níveis plasmáticos elevados de glucose para provocar níveis normais de secreção de insulina. As formas menos comuns resultam de mutações noutros factores de transcrição, incluindo HNF-4a, HNF-1b, IPF-1 (fator promotor da insulina) e Neuro D1. Verificou-se que as mutações pontuais no ADN mitocondrial estão associadas à diabetes e à surdez. A mutação mais comum ocorre na posição 3243 no gene do tRNA leucina, levando a uma transição de A para G. Uma lesão idêntica ocorre na síndrome MELAS

(Mitochondrial Myopathy, Encephalopathy, lactic acidosis, and Stroke-like syndrome); no entanto, a diabetes não faz parte desta síndrome, sugerindo diferentes expressões fenotípicas desta lesão genética. Anomalias genéticas que resultam na incapacidade de converter a pró-insulina em insulina foram identificadas em algumas famílias, e tais características são herdadas num padrão autossómico dominante. A intolerância à glucose resultante é ligeira. Da mesma forma, a produção de moléculas de insulina mutantes com a consequente ligação ao recetor comprometida também foi identificada em algumas famílias e está associada a uma herança autossómica e a um metabolismo da glicose apenas ligeiramente comprometido ou mesmo normal.

b. Defeitos genéticos na ação da insulina

Existem causas invulgares de diabetes que resultam de anomalias geneticamente determinadas da ação da insulina. As anomalias metabólicas associadas a mutações do recetor de insulina podem variar de hiperinsulinemia e hiperglicemia modesta a diabetes grave. O leprechaunismo e a síndrome de Rabson Mendenhall são duas síndromes pediátricas que apresentam mutações no gene do recetor da insulina com alterações subsequentes na função do recetor da insulina e resistência extrema à insulina. A primeira tem traços faciais característicos e é geralmente fatal na infância, enquanto a segunda está associada a anomalias nos dentes e unhas e hiperplasia da glândula pineal. As alterações na estrutura e função do recetor de insulina não podem ser demonstradas em doentes com diabetes lipoatrófica resistente à insulina. Por conseguinte, presume-se que a(s) lesão(ões) deve(m) residir nas vias de transdução de sinal pós-recetor.

c. Doenças do pâncreas exócrino

Qualquer processo que lesione difusamente o pâncreas pode causar diabetes. Os processos adquiridos incluem a pancreatite, o traumatismo, a infeção, a pancreatectomia e o carcinoma do pâncreas. Com exceção da lesão causada pelo cancro, a lesão do pâncreas tem de ser extensa para que a diabetes ocorra; os adrenocarcinomas que envolvem apenas uma pequena porção do pâncreas têm sido associados à diabetes. Este facto implica um mecanismo diferente da simples redução da massa de células β. Se forem suficientemente extensas, a fibrose cística e a hemocromatose também danificam as células β e prejudicam a secreção de insulina. A pancreatopatia fibrocalculosa pode ser acompanhada por dor abdominal com irradiação para as costas e calcificações pancreáticas identificadas no exame de raios-X. A fibrose pancreática e os cálculos de cálcio nos canais exócrinos foram encontrados na autópsia.

d. Endocrinopatias

Várias hormonas (por exemplo, a hormona do crescimento, o cortisol, o glucagon e a epinefrina) antagonizam a ação da insulina. Quantidades excessivas destas hormonas (por exemplo, acromegalia, síndrome de Cushing, glucagonoma, feocromocitoma, respetivamente) podem causar diabetes. Esta situação ocorre geralmente em indivíduos com defeitos pré-existentes na secreção de insulina, e a hiperglicemia desaparece tipicamente quando o excesso de hormonas é resolvido. A hipocalemia induzida por somatostatinoma e aldosteronoma pode causar diabetes, pelo menos em parte, pela inibição da secreção de insulina. A hiperglicemia geralmente se resolve após a remoção bem-sucedida do tumor.

e. Diabetes induzida por medicamentos ou produtos químicos

Muitos medicamentos podem afetar a secreção de insulina. Esses medicamentos podem não causar diabetes por si só, mas podem precipitar o diabetes em indivíduos com resistência à insulina. Nestes casos, a classificação não é clara porque a sequência ou a importância relativa da disfunção das células β e da resistência à insulina é desconhecida. Certas toxinas, como o "vacor" (um veneno de rato) e a pentamidina intravenosa, podem destruir permanentemente as células B pancreáticas. Felizmente, estas reacções medicamentosas são raras. Existem também muitos medicamentos e hormonas que podem prejudicar a ação da insulina, por exemplo, o ácido nicotínico e os glucocorticóides.

f. Infecções

Certos vírus têm sido associados à destruição das células β. A diabetes ocorre em doentes com rubéola congénita, embora a maioria destes doentes tenha HLA e marcadores imunitários característicos de T2DM. Além disso, o coxsackievirus B, o citomegalovírus, o adenovírus e a papeira têm sido implicados na indução de determinados casos da doença.

g. Formas pouco comuns de diabetes imunomediada

Nesta categoria, existem duas doenças conhecidas, sendo provável a ocorrência de outras. A síndrome do homem rígido é uma doença autoimune do sistema nervoso central caracterizada por rigidez dos músculos axiais com espasmos dolorosos. Os doentes têm normalmente títulos elevados de auto-anticorpos GAD (glutamato descarboxilase) e cerca de um terço desenvolverá diabetes. Os anticorpos anti-recetor de insulina podem causar diabetes ao ligarem-se ao recetor de insulina, bloqueando assim a ligação da insulina ao seu recetor nos tecidos alvo. No entanto, em alguns casos, estes anticorpos podem atuar como agonistas da insulina depois de se ligarem ao recetor, podendo assim provocar hipoglicemia. Os anticorpos anti-insulina são encontrados ocasionalmente em doentes com lúpus eritematoso sistémico e outras doenças auto-imunes.

h. Diabetes mellitus gestacional

Durante muitos anos, a GDM foi definida como qualquer grau de intolerância à glucose com início ou reconhecimento inicial durante a gravidez. Como a atual epidemia de obesidade e diabetes conduziu a um maior número de DMT2 em mulheres em idade fértil, o número de mulheres grávidas com DMT2 não diagnosticada aumentou. Após deliberações em 2008-2009, o IADPSG (International Association of Diabetes and Pregnancy Study Groups), um grupo de consenso internacional com representantes de várias organizações de obstetrícia e diabetes, incluindo a ADA, recomendou que as mulheres de alto risco com diabetes na consulta pré-natal inicial, utilizando critérios padrão, recebam um diagnóstico de diabetes evidente e não gestacional. Aproximadamente 7% de todas as gestações (variando de 1 a 14%, dependendo da população estudada e dos testes de diagnóstico utilizados) são complicadas por DMG, resultando em mais de 200.000 casos anualmente (American Diabetes Association, 2012).

PATOGÉNESE DA DM

Patogénese do DM1

A DM1 é uma doença autoimune crónica associada à destruição selectiva das células β pancreáticas produtoras de insulina. O início da doença clínica representa a fase final da destruição das células β que conduz à DM1. Várias características caracterizam a DM1 como uma doença autoimune, descritas na Fig. 1.1.

- Presença de células imuno-competentes e acessórias em ilhotas pancreáticas infiltradas.
- Associação da suscetibilidade à doença com os genes da classe II (resposta imunitária) do complexo principal de histocompatibilidade (MHC; antigénios leucocitários humanos HLA).
- Presença de auto-anticorpos específicos das células dos ilhéus.
- Alterações da imunoregulação mediada por células T, em particular no compartimento de células T CD4+.
- O envolvimento de monocinas e células TH1 produtoras de interleucinas no processo da doença.
- Resposta à imunoterapia.
- Ocorrência frequente de doenças auto-imunes específicas de outros órgãos nos indivíduos afectados ou nos seus familiares (Homsi *et al.,* 1992).

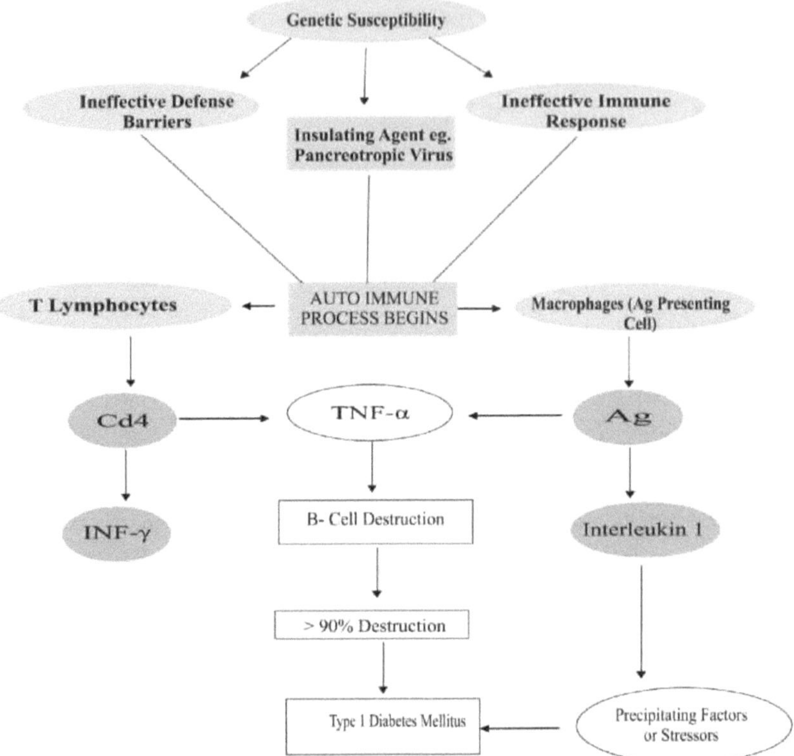

Fig 1.1. Patogénese da diabetes mellitus tipo 1

Patogénese da DM T2

A DM2 é causada por uma combinação de factores genéticos relacionados com a secreção deficiente de insulina e a resistência à insulina e factores ambientais como a obesidade, a alimentação excessiva, a falta de exercício físico e o stress, bem como o envelhecimento. Trata-se de uma doença tipicamente multifatorial que envolve múltiplos genes e factores ambientais em diferentes graus, como se mostra na Fig. 1.2.

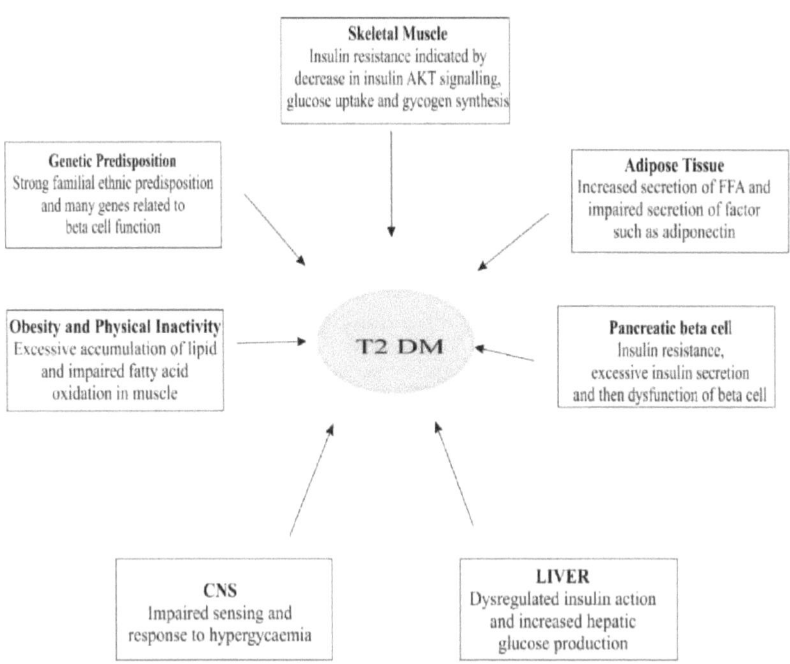

Fig 1.2. Patogénese da diabetes mellitus tipo 2

a. Músculo esquelético

Uma vez que o músculo esquelético é responsável por 75% da captação de glucose estimulada pela insulina em todo o corpo, os defeitos neste tecido desempenham um papel importante na homeostase da glucose em doentes com DMT2 (Bjornholm *et al.,* 2005). A fosforilação da tirosina do recetor da insulina parece ser normal ou reduzida na DM2 não obesa (Zierath *et al.,* 2000). Os ratinhos knockout para o IRS1 (Insulin Recetor Substrate-1) demonstram resistência periférica à insulina e crescimento reduzido; no entanto, estes defeitos são parcialmente compensados pela existência de uma via independente do IRS1 para a transdução do sinal de insulina (Araki *et al.,* 1994). Foi demonstrado que esta via compensatória é mediada pelo IRS2 (Sun *et al.,* 1995). Os ratinhos knockout para IRS2 apresentam um desenvolvimento progressivo de DM2, com resistência à insulina no músculo esquelético (Lin *et al.,* 2004). Os indivíduos diabéticos de tipo 2 têm uma diminuição da tirosina estimulada pela insulina fosforilação do IRS1 no músculo esquelético. Este facto não está relacionado com a diminuição da expressão proteica do IRS1. Observa-se uma deficiência semelhante ao nível da PI3K (fosfatidilinositol 3-quinase) no músculo do DMT2 (Zierath *et al.*, 2000). Foi observada uma ativação deficiente da PI3K no rato obeso gordo Zucker (Asano *et al.*, 2007). Enquanto que a fosforilação/ativação do IRS1 e da PI3K é deficiente sob estimulação insulínica in vivo e in vitro no músculo esquelético do DM2, a fosforilação da AKT é deficiente apenas em condições in vitro (Zierath *et al.*, 2000). A desregulação do recetor de insulina ou IRS constitui uma caraterística comum da resistência à insulina. Os mecanismos para esta desregulação podem incluir a regulação descendente da transcrição do ARNm mediada pelo TNFa (Fator de Necrose Tumoral a) (Hotamisligil *et al.*, 1993; Frittitta *et al.*, 1997; Moller 2000), a fosforilação da serina/treonina mediada por cinase (Bandyopadhyay *et al*, 1997b; De Fea *et al.*, 1997; Aguirre *et al.*, 2000; Yu *et al.*, 2002), degradação mediada por proteossomas (Zhande *et al.*, 2002) e desfosforilação mediada por fosfatases (Worm *et al.*, 1996; Ahmad *et al.*, 1997; Bandyopadhyay *et al.*, 1997a; Elchebly *et al.*, 1999). Estas anomalias de sinalização podem resultar num transporte deficiente de glucose. De facto, o transporte de glicose estimulado pela insulina é reduzido no músculo esquelético de indivíduos diabéticos de tipo 2 (Zierath *et al.*, 2000). Os doentes com DMT2 caracterizam-se por uma diminuição da capacidade oxidativa das gorduras e por níveis elevados de ácidos gordos livres em circulação. (Kelley *et al.*, 1994; Blaak *et al.*, 2000a,b). Este último é conhecido por causar resistência à insulina, particularmente no músculo esquelético, reduzindo a captação de glicose estimulada pela insulina, muito provavelmente através da acumulação de lípidos no interior da célula muscular (Boden 1999; Santomauro *et al.*, 1999). A DMT2 está associada a uma flexibilidade metabólica deficiente, ou seja, a uma mudança deficiente da oxidação dos ácidos gordos para a oxidação da glicose em resposta à insulina (Kelley *et al.*, 2000). Assim, a redução da capacidade oxidativa dos lípidos e a inflexibilidade metabólica são componentes importantes da resistência à insulina do músculo esquelético. A causa destes distúrbios no músculo esquelético de doentes diabéticos de tipo 2 continua por esclarecer. Uma função mitocondrial deficiente é um candidato provável.

b. Tecido adiposo

A expressão do GLUT4 (transportador de glucose tipo 4) está regulada em baixa no tecido adiposo em doentes com DMT2 (Shepherd *et al.,* 1999). Dado que o músculo esquelético é o principal local de eliminação da glucose, a hiperglicemia associada à DMT2 não pode ser explicada pela diminuição da captação de glucose no tecido adiposo devido à regulação negativa do GLUT4 nos adipócitos. Além disso, a supressão selectiva do GLUT4 nos adipócitos (adipose Glut4K/K) em ratinhos resultou numa resistência sistémica à insulina semelhante à induzida por ratinhos com supressão selectiva do GLUT4 nos músculos (Zisman *et al.,* 2000; Abel *et al.,* 2001). Os adipócitos, tanto viscerais como periféricos, segregam uma infinidade de factores que podem alterar a ação sistémica da insulina e a produção hepática de glicose, incluindo adiponectina, resistina, leptina, citocinas IL6 e TNFa, visfatina, RBP4, bem como AGL (Gimeno *et al.,* 2005; Lazar 2005; Wellen *et al.,* 2005). A inibição da sinalização a jusante do recetor de insulina pode ser um mecanismo primário através do qual este estado inflamatório causa resistência à insulina. A exposição das células ao TNFa ou a níveis elevados de AGLs estimula a fosforilação de resíduos de serina do IRS1. Esta fosforilação reduz a fosforilação da tirosina do IRS1 em resposta à insulina (Hotamisligil *et al.,* 1996; Paz *et al.,* 1997; Aguirre *et al.,* 2000, 2002).

c. Células β pancreáticas

Muitos mecanismos que contribuem para a DMT2 podem também desencadear a apoptose das células β e reduzir a massa das células b ou a capacidade de compensar a resistência à insulina (Rhodes, 2005). Os mecanismos incluem o stress do retículo endoplasmático (Harding *et al.,* 2002), a hiperglicemia crónica (Donath *et al.,* 2004), a hiperlipidemia crónica (Poitout *et al.,* 2002), o stress oxidativo (Kaneto *et al.*, 2006) e as citocinas inflamatórias (Donath *et al.*, 2003). A diminuição da expressão do IRS2 pode levar à apoptose espontânea das células β (Hennige *et al.*, 2003). Quando a função das células β é vista no contexto da redução da sensibilidade à insulina, dados consideráveis apoiam a falha precoce da secreção de insulina na patogénese da DMT2 (Ferrannini 1998; Kahn 2003). Os estudos em animais também apoiam este conceito. A sensibilidade à insulina e a secreção de insulina estão deterioradas na DMT2 humana.

d. Fígado

O fígado é o principal órgão com capacidade para consumir, armazenar e produzir glicose e lípidos. O metabolismo hepático da glicose inclui a formação de glicogénio (armazenamento de energia a curto prazo), a produção de glicose a partir de substratos de carbono não açucarados e o fornecimento de energia intracelular através da glicólise (Klover *et al.*, 2004). Consequentemente, o fígado é um alvo fundamental para a hormona anabólica insulina e para o seu homólogo catabólico glucagon. A insulina é libertada pelas células β pancreáticas em resposta ao aumento das concentrações de glicose no sangue, o que é amplificado na presença de AGL. A sensibilidade à insulina diminuída e a ação desregulada da insulina no fígado contribuem significativamente para a patogénese da DMT2 (Fritsche *et al.*, 2008). As células a do pâncreas libertam glucagon em resposta à diminuição das concentrações de glucose no sangue, como acontece durante o jejum. O glucagon afecta principalmente o fígado e o tecido adiposo. Induz a degradação do glicogénio e a mobilização de ácidos gordos. Mais importante ainda, promove a gluconeogénese, ou seja, a formação de glicose a partir de lactato, glicerol e aminoácidos glucogénicos. As IRS - 1 e IRS-2 são intervenientes-chave complementares na regulação da sinalização hepática da insulina e na expressão de genes envolvidos na gluconeogénese, na síntese de glicogénio e no metabolismo lipídico (Fritsche *et al.*, 2008). A disfunção das proteínas IRS conduz inicialmente à hiperglicemia pós-prandial, ao aumento da produção hepática de glicose e à síntese desregulada de lípidos, sendo considerada como um mecanismo fisiopatológico importante para o desenvolvimento da resistência à insulina e da DMT2 (Taniguchi *et al.*, 2005; Dong *et al.*, 2006; Simmgen *et al.*, 2006).

e. O sistema nervoso central (SNC)

Foi demonstrado que o SNC desempenha um papel essencial na regulação do metabolismo da glucose, detectando e integrando informações provenientes de sinais neurais, hormonais e de nutrientes e modulando depois a produção de glucose no fígado e a captação de glucose nos tecidos periféricos (Sandoval *et al.*, 2009). Foram documentados dados de experiências com animais que mostram que comer em excesso e a obesidade diminuem a capacidade do SNC para sentir e responder à informação, enquanto as intervenções selectivas no SNC diminuem a resistência à insulina e os níveis de glicose no sangue (Sandoval *et al.*, 2009). Assim, a DMT2 é o resultado final de uma doença multiorgânica, que se caracteriza por defeitos precoces directos ou indirectos nos músculos, adipócitos, hepatócitos, células β e SNC.

f. Mitocôndrias e espécies reactivas de oxigénio

As ERO (espécies reactivas de oxigénio) podem regular a resistência à insulina. Dados recentes mostraram que o tratamento de adipócitos 3T3-L1 com TNFa ou dexametasona aumentou o nível de ROS e resultou numa diminuição da ação da insulina (Houstis *et al.*, 2006). As moléculas antioxidantes ou os transgénios que codificam enzimas que eliminam as ERO melhoraram a resistência à insulina dos adipócitos 3T3-L1 tratados com TNFα ou dexametasona, em graus variáveis. Além disso, as moléculas antioxidantes melhoraram a sensibilidade à insulina e a homeostase da glicose em ratinhos ob/ob (Houstis *et al.*, 2006). Estudos de apoio em humanos sugeriram um papel para a oxidação defeituosa de ácidos gordos mitocondriais, disfunção mitocondrial e número reduzido de mitocôndrias do músculo esquelético na patogénese da DMT2, e sugeriram que o aumento do conteúdo lipídico intramiocelular estava associado a defeitos na atividade mitocondrial (Maechler *et al.*, 2001; Petersen *et al.*, 2004; Lowell *et al.*, 2005; Morino *et al.*, 2005). A diminuição da oxidação mitocondrial de ácidos gordos, causada por disfunção mitocondrial e/ou número reduzido de mitocôndrias, produz níveis aumentados de acil CoA gordo intracelular e diacilglicerol. Estas moléculas activam uma nova proteína quinase C que, por sua vez, ativa uma cascata de serina quinase, conduzindo a um aumento da serina fosforilação do IRS1. A fosforilação da serina bloqueia a fosforilação da tirosina do IRS1 e inibe a sinalização a jusante, incluindo o recrutamento do GLUT4 para a membrana plasmática e a captação de glucose mediada pela insulina no músculo esquelético (Lowell *et al.*, 2005).

g. Obesidade e inatividade física

Cerca de 80% dos casos de DMT2 estão associados à obesidade e a estilos de vida sedentários (Venables *et al.*, 2009). É bem aceite que a obesidade e a inatividade física são factores de risco para o desenvolvimento da DMT2 (Weinstein *et al.*, 2004). Na obesidade, a disparidade entre a absorção de ácidos gordos no músculo esquelético e a oxidação resulta numa acumulação excessiva de triacilglicerol e de metabolitos de ácidos gordos, como os acil-CoAs de cadeia longa, os diacilgliceróis e as ceramidas no sarcoplasma do músculo esquelético (Venables *et al.*, 2009). Foi referido que um aumento dos ácidos gordos circulantes estava associado a uma diminuição da sinalização da insulina e das taxas de eliminação da glicose (Belfort *et al.*, 2005). Um aumento do teor de diacilglicerol no músculo esquelético em modelos humanos e animais de resistência à insulina ativa isoformas específicas da proteína quinase C, levando à inibição do sinal de insulina através da fosforilação β-serina do IRS1 (Itani *et al.*, 2002; Yu *et al.*, 2002). Para que a obesidade e a resistência à insulina estejam associadas à diabetes tipo 2, as células β devem ser incapazes de compensar totalmente a diminuição da sensibilidade à insulina (Kahn *et al.*, 2006). A disfunção das células β existe em indivíduos que correm um risco elevado de desenvolver DMT2, mesmo quando os seus níveis de glucose continuam normais, o que sugere que a disfunção das células b pode ser crucial (Kahn *et al.*, 2006).

h. Análise genética

A informação genética contida na história familiar tem sido utilizada na avaliação clínica do DM2 (Majithia *et al.*, 2009). Existem amplas provas de que a DMT2 tem um forte componente genético, que inclui doenças monogénicas como a Diabetes de Início na Maturidade em Jovens (MODY) com menos de 25 anos de idade e doenças poligénicas como a DMT2 comum (Majithia *et al.*, 2009). Estudos genéticos, incluindo análises de ligação, abordagens de genes candidatos e, mais recentemente, estudos de associação do genoma identificaram 20 variantes genéticas comuns associadas à DMT2 (Ridderstrale *et al.*, 2009). Muitos loci parecem regular a capacidade das células b para aumentar a secreção de insulina em resposta a um aumento da resistência à insulina ou da obesidade, o que inclui oito genes como TCF7L2, KCNJ11, HHEX, SLC30A8, CDKAL1, CDKN2A/2B, IGF2BP2 e KCNQ; O gene PPARG está relacionado com a sensibilidade à insulina; o gene CAPN10 está relacionado com o transporte de glucose; os genes MC4R e FTO estão relacionados com a obesidade; oito outros loci têm papéis desconhecidos na DMT2 (Ridderstrale *et al.*, 2009).

Tabela 1.1: Características clínicas dos tipos de diabetes mellitus.

Características	**DM1**	**DMT2**
Idade de início	Normalmente menos de 20 anos	Normalmente mais de 30 anos
Massa corporal	Baixo (desperdiçado) a normal	Obeso
Insulina plasmática	Baixa ou ausente	Inicialmente normal a elevado
Glucagon plasmático	Elevado, pode ser suprimido	Elevada, resistente à supressão
Glicose plasmática	Aumento	Aumento

Sensibilidade à insulina	Normal	Reduzido
Terapia	Insulina	Perda de peso, tiazolidinedionas, metformina, sulfonilureias, insulina

CRITÉRIOS DE DIAGNÓSTICO

Para a medição da glucose no plasma venoso e da HbA1c, só podem ser aplicados métodos laboratoriais normalizados e de qualidade garantida. O padrão de ouro atual para o diagnóstico da diabetes é a medição da glicose no plasma venoso. Esta medição só pode ser exacta se a glicólise for inibida na amostra de sangue assim que a amostra é colhida. Isto pode ser feito de duas formas. Ou o tubo de sangue é armazenado em gelo e o sangue é centrifugado no prazo de 30 minutos, ou a glicólise no tubo é efetivamente inibida por aditivos adequados (citrato mais flúor; o flúor por si só não é suficiente) (Kerner *et al.*, 2014).

A diabetes pode ser diagnosticada com base nos critérios de A1C ou nos critérios de glucose plasmática, seja o valor FPG (glucose plasmática em jejum) ou o valor PG 2-h (glucose plasmática 2-h) após um OGTT (teste oral de tolerância à glucose de 75 g) (American Diabetes Association. 2014; Comité Internacional de Peritos, 2009), conforme descrito no Quadro 1.2.

Tabela 1.2: Critérios para o diagnóstico da diabetes.

Intervalo de Hb A1C	**Critérios de teste**
Hb A1C > 6,5%	O teste deve ser efectuado num laboratório utilizando um método que seja certificado pelo NGSP e normalizado para o DCCT ensaio.
FPG > 126 mg/dL	O jejum é definido como a ausência de ingestão calórica

(7,0 mmol/L)	durante pelo menos 8 horas.
PG 2-h > 200 mg/dL (11,1 mmol/L)	Durante um OGTT. O teste deve ser efectuado tal como descrito pela OMS, utilizando uma carga de glicose que contém o equivalente a 75 g de glicose anidra dissolvida em água.
Num doente com sintomas clássicos de hiperglicemia ou crise hiperglicémica, uma glicose plasmática aleatória > 200 mg/dL (11,1 mmol/L).	

HbA1C

Os glóbulos vermelhos do sangue contêm uma proteína chamada hemoglobina. HbAlC significa "hemoglobina glicada" e é uma medida da quantidade de glicose na corrente sanguínea que está ligada às moléculas de hemoglobina. Quando os níveis de glicose no sangue aumentam, cada vez mais glicose se liga às moléculas de hemoglobina. A glicose que se liga à hemoglobina no sangue permanece lá até que o glóbulo vermelho morra, o que acontece após cerca de 120 dias. Quando o corpo processa o açúcar, a glicose na corrente sanguínea liga-se naturalmente à hemoglobina. A quantidade de glicose que se combina com a hemoglobina é diretamente proporcional à quantidade total de açúcar que se encontra no organismo nesse momento. Como os glóbulos vermelhos do corpo humano sobrevivem 8 a 12 semanas antes de serem renovados, a medição da HbA1c (hemoglobina glicosilada) pode ser usada para refletir os níveis médios de glicemia durante esse período, fornecendo um indicador útil a longo prazo do controlo da glicemia. Se os níveis de açúcar no sangue tiverem sido elevados nas últimas semanas, a HbA1c também será maior, como descrito no Quadro 1.3.

Tabela 1.3. Intervalos de HbA1c.

HbAlc	**mmol/mol**	%
Normal	Inferior a 42 mmol/mol	< 6.0%

Pré-diabetes	42 a 47 mmol/mol	6,0% a 6,4%
Diabetes	48 mmol/mol ou mais	>6.5%

O teste A1C deve ser realizado utilizando um método certificado pelo NGSP e normalizado ou rastreável ao ensaio de referência DCCT (Diabetes Control and Complications Trial). Embora os ensaios de A1C POC (point-of-care) possam ser certificados pelo NGSP, os testes de proficiência não são obrigatórios para a realização do teste, pelo que a utilização de ensaios POC para fins de diagnóstico pode ser problemática e não é recomendada. A A1C tem várias vantagens em relação ao FPG e ao OGTT, incluindo maior comodidade (não é necessário jejum), maior estabilidade pré-analítica e menos perturbações diárias durante o stress e a doença. Essas vantagens devem ser contrabalançadas pelo custo mais elevado, pela disponibilidade limitada de testes de hemoglobina glicada em certas regiões do mundo em desenvolvimento e pela correlação incompleta entre a hemoglobina glicada e a glicemia média em certos indivíduos. É importante levar em consideração a idade, raça/etnia e anemia/hemoglobinopatias ao usar a hemoglobina glicada para diagnosticar diabetes.

Glicose plasmática em jejum e de 2 horas

Além da hemoglobina glicada, FPG e PG de 2 horas também podem ser usados para diagnosticar diabetes. A concordância entre os testes FPG e PG de 2 horas é imperfeita, assim como a concordância entre A1C e qualquer um dos testes baseados em glicose. Os dados do National Health and Nutrition Examination Survey (NHANES) indicam que um ponto de corte de A1C >6,5% identifica um terço menos casos de diabetes não diagnosticada do que um ponto de corte de glicemia em jejum >126 mg/dL (7,0 mmol/L) (Picon *et al.,* 2012). Vários estudos confirmaram que, em comparação com estes pontos de corte de A1C e FPG, o valor do PG 2h diagnostica mais pessoas com diabetes. É de salientar que a menor sensibilidade da A1C no ponto de corte designado pode ser compensada pela facilidade de utilização do teste e pela facilitação de um exame mais alargado. A menos que exista um diagnóstico clínico claro (por exemplo, um doente em crise hiperglicémica ou com sintomas clássicos de hiperglicemia e uma glicemia plasmática aleatória >200 mg/dL), recomenda-se que o mesmo teste seja repetido imediatamente, utilizando uma nova amostra de sangue para confirmação, porque haverá uma maior probabilidade de concordância.

Procedimento para o OGTT (teste oral de tolerância à glucose de 75 g) de acordo com as directrizes da OMS

O teste deve ser efectuado de manhã

- Após 10-16 horas de abstinência de nutrientes (e álcool).
- Após pelo menos 3 dias de uma dieta rica em hidratos de carbono (≥ 150 g de hidratos de carbono por dia).
- Sentado ou deitado (sem esforço muscular), não fumar antes ou durante o teste.
- No momento 0 beber 75 g de glucose (ou quantidade equivalente de amido hidrolisado) dissolvidos em 250 - 300 ml de água em 5 minutos.
- Crianças 1,75 g/kg de peso corporal (no máximo 75 g) - colher amostras de sangue nos tempos 0 e 120 minutos.
- Armazenar e processar corretamente as amostras. O teste está contraindicado em caso de diagnóstico prévio de diabetes mellitus, ressecção gástrica ou intestinal, qualquer doença gastrointestinal com reabsorção alterada ou qualquer doença intercorrente.

Testes para deteção de DMT2 e pré-diabetes em adultos assintomáticos

O rastreio da diabetes tipo 2 deve ser realizado em adultos de qualquer idade com excesso de peso ou obesidade e que tenham um ou mais factores de risco de diabetes.

- Os testes devem começar aos 45 anos.

- Se o teste for normal? Repetir o teste pelo menos de 3 em 3 anos.

O rastreio da pré-diabetes pode ser efectuado utilizando os critérios A1C, FPG ou PG de 2 horas após OGTT de 75 g.

- Os factores de risco de DCV devem ser identificados e tratados.
- O exame pode ser considerado em crianças e adolescentes com excesso de peso ou obesidade e com dois ou mais factores de risco de diabetes.

Factores de risco de DMT2

- Inatividade física
- Parente de primeiro grau com diabetes
- Raça/etnia de alto risco
- Mulheres que deram à luz um bebé com mais de 2 kg ou a quem foi diagnosticado DMG
- HDL-C >250 mg/dl
- Hipertensão (≥140/90 mm Hg ou em terapia)
- A1C ≥5,7%, IGT ou IFG em testes anteriores
- Doenças associadas à resistência à insulina: obesidade grave, acantose nigricans, SOP
- História de DCV

Tabela 1.4. Categorias de risco acrescido de diabetes (pré-diabetes).

FPG	PG A1C de 2 horas	A1C
100-125 mg/dL (5,6-6,9 mmol/L) Glicemia de jejum alterada (IFG)	140-199 mg/dL (7,8-11,0 mmol/L) Tolerância à glucose diminuída (IGT)	5,7-6,4% (39-46 mmol/mol

Rastreio do DM1

Existem duas manifestações de DM1:

- A diabetes imunomediada, anteriormente designada por "diabetes insulino-dependente" ou "diabetes juvenil", deve-se à destruição autoimune mediada por células das células beta.
- O DM1 idiopático não tem, em grande parte, uma causa conhecida, sem evidência de autoimunidade das células beta.
- A glucose no sangue é preferível à A1C para diagnosticar o início agudo de DM1 com sintomas de hiperglicemia. Informar os familiares de indivíduos com diabetes tipo 1 da oportunidade de serem testados (American Diabetes Association 2016).

Rastreio e diagnóstico da GDM (Diabetes mellitus gestacional)

Tabela 1.5. Diagnóstico de GDM.

<table>
<tr><td colspan="2">Mulheres grávidas com factores de risco</td></tr>
<tr><td colspan="2">Mulheres grávidas sem diabetes prévia conhecida</td></tr>
<tr><td colspan="2">Mulheres com GDM</td></tr>
<tr><td colspan="2">Mulheres com antecedentes de GDM</td></tr>
<tr><td colspan="2">Mulheres com antecedentes de DMG e pré-diabetes</td></tr>
<tr><td colspan="2">As mulheres com diabetes no primeiro trimestre têm DM2
A GDM é diagnosticada no segundo ou terceiro trimestre e não está claramente associada a T1DM ou T2DM.</td></tr>
<tr><td colspan="2">Recomenda-se o rastreio às 24-48 semanas em mulheres que não tenham sido previamente diagnosticadas com diabetes manifesta</td></tr>
<tr><td colspan="2">Estratégia de diagnóstico numa fase Estratégia de diagnóstico em duas fases</td></tr>
<tr><td>- Efetuar um TOTG de 75 g com glucose plasmática</td><td>Passo 1
- Efetuar um teste GLT de 50 g sem jejum com</td></tr>
</table>

Mulheres grávidas com factores de risco	
	plasma
medição. • Teste de manhã depois de o doente ter estado em jejum durante ≥8 horas • Repetir o ensaio 1 e 2 horas após a medição inicial	medição à 1 hora. - Se o PG medido 1 hora após a carga for ≥140 mg/dL (7,8 mmol/L), proceder à OGTT de 100 g
O diagnóstico é confirmado quando os níveis de PG são iguais ou superiores: • Jejum 92 mg/dL (5,1 mmol/L) • 1 hora: 180 mg/dL (10,0 mmol/L) • 2 horas: 153 mg/dL (8,5 mmol/L)	**Passo 2** • O diagnóstico é confirmado quando dois ou mais níveis de PG atingem ou excedem: • Em jejum: 95 mg/dL ou 105 mg/dL (5,3/5,8) • 1 hora: 180 mg/dL ou 190 mg/dL (10,0/10,6) • 2 horas: 155 mg/dL ou 165 mg/dL (8,6/9,2) • 3 horas: 140 mg/dL ou 145 mg/dL (7,8/8,0)

COMPLICAÇÕES DA DIABETES MELLITUS

O impacto negativo da hiperglicemia na função endotelial e as alterações patológicas observadas na diabetes são apoiadas na literatura (Sheetz *et al.*, 2002, Nishikawa *et al.*, 2000). As células endoteliais in vitro são extremamente sensíveis à glicose elevada (25 mM) (Nishikawa *et al.*, 2000) caracterizaram cuidadosamente quatro mecanismos principais de sinalização molecular activados pela hiperglicemia nas células endoteliais e noutros tipos de células vulneráveis a lesões hiperglicémicas. Estes incluem a ativação da PKC (através do diacilglicerol), o aumento do fluxo da via das hexosaminas, o aumento da formação de produtos finais de glicação avançada (AGE) e o aumento do fluxo da via dos polióis. Recentemente, foi proposta a existência de um mecanismo unificador que integra as vias acima referidas: aumento da produção de ROS (especificamente superóxido) pela cadeia de transporte de electrões mitocondrial (Nishikawa *et al.,* 2000). Os principais órgãos afectados estão representados na Fig. 1.3. Uma observação constatou que a consequência do aumento das ERO, nomeadamente a ativação da PARP. A ativação da PARP leva à ribosilação e inativação da GAPDH. A inibição da GAPDH aumenta o envio de intermediários glicolíticos para a mitocôndria. Esta alteração, por sua vez, deverá aumentar a produção de superóxido mitocondrial e também o fluxo através de

as vias glucotóxicas AGE e PKC (Du X *etal.,* 2003).

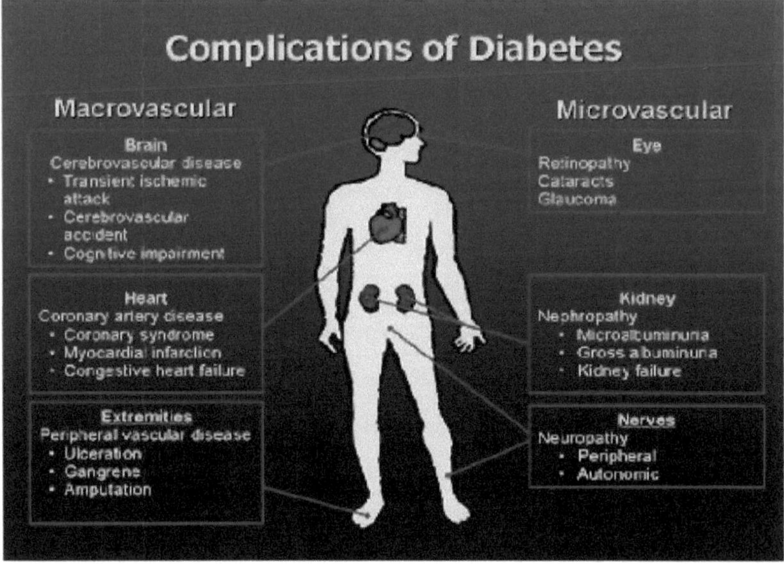

Fig 1.3 Complicações da diabetes.

Complicações microvasculares

a. Retinopatia diabética

A diabetes resulta em lesões características nos vasos sanguíneos da retina (Klein *et al.,* 1992). Isto pode resultar na formação de microaneurismas (retinopatia mínima), hemorragias e aumento das fugas, causando edema da retina e exsudados lipídicos (retinopatia de fundo). Quando ocorre o desenvolvimento patológico de novos vasos na retina ou de vasos sanguíneos anormais e tecido fibroso (ou seja, neovascularização), a retinopatia é classificada como retinopatia proliferativa (Aiello *et al.,* 1998). A formação de tecido fibroso pode eventualmente causar o descolamento da retina e uma grave deficiência visual (Forrester *et al.,* 1997). Além disso, um excesso de glicose ativa a via do poliol, que provoca a acumulação de sorbitol no cristalino e é acompanhada de cataratas (American Diabetes Association 1998).

b. Nefropatia diabética

A nefropatia é caracterizada pelo espessamento da membrana basal glomerular e pela arteriosclerose das pequenas arteríolas. A caraterística principal da lesão renal na diabetes é o aumento da excreção de albumina na urina. A história natural da nefropatia diabética tem sido vista como um percurso descendente da normoalbuminúria à microalbuminúria, à nefropatia diabética clinicamente evidente, ou seja, à macroalbuminúria e, eventualmente, à doença renal terminal. O termo microalbuminúria, ou seja, nefropatia diabética incipiente, foi definido como uma taxa de excreção de albumina na urina de 20-200 µg/min numa recolha de urina cronometrada durante a noite ou de 30-300mg/24h (Mogensen *et al.,* 1986), conforme determinado por medições laboratoriais sensíveis. A taxa de excreção de albumina na urina que excede esses valores é chamada de macroalbuminúria e considerada um sinal de nefropatia diabética manifesta. Estima-se que aproximadamente metade dos doentes com microalbuminúria evoluirá para nefropatia manifesta (Krolewski *et al.,* 1996). De facto, a maioria dos doentes em hemodiálise e os doentes que recebem transplantes renais têm diabetes (American Diabetes Association. 1998)

c. Neuropatia diabética

O termo neuropatia diabética inclui uma doença clínica ou subclínica sem quaisquer outras causas de neuropatia periférica para além da diabetes. De facto, os danos na microvasculatura dos nervos periféricos estão agora a ser reconhecidos como um fator patogénico importante na neuropatia diabética (Vinik *et al.*, 1992). Pode afetar tanto os nervos sensoriais como os autonómicos, mas a polineuropatia simétrica distal é provavelmente a consequência mais comum que, juntamente com a doença vascular periférica, é um fator etiológico importante para as ulcerações do pé e as amputações dos membros inferiores. A disfunção autonómica é comum nas pessoas com diabetes, mas só é clinicamente aparente numa pequena percentagem. A neuropatia diabética ocorre em cerca de metade das pessoas com diabetes, quer como polineuropatia, quer como mononeuropatia (Sheetz *et al.*, 2002), especialmente em doentes com mais de 60 anos com DM2 (King's Fund Policy Institute Report 1996). Cerca de 10% destes casos de neuropatia estão associados a sensações anormais e dor (Calcutt, 2002). A incidência da neuropatia aumenta com a duração da diabetes e é acelerada por um controlo deficiente (Feldman *et al.*, 2002). Para a deteção precoce da neuropatia, o monofilamento Semmes-Weinstein 5.07 está calibrado de modo a que sejam necessários 10 gramas de força para o dobrar quando tocado na pele do pé. A incapacidade de detetar este grau de força indica que o cliente tem uma perda de sensibilidade protetora no pé.

Complicações macrovasculares da diabetes

O mecanismo patológico central na doença macrovascular é o processo de aterosclerose, que leva ao estreitamento das paredes arteriais em todo o corpo. Pensa-se que a aterosclerose resulta de inflamação crónica e lesão da parede arterial no sistema vascular periférico ou coronário. Em resposta à lesão endotelial e à inflamação, os lípidos oxidados das partículas de LDL acumulam-se na parede endotelial das artérias. A angiotensina II pode promover a oxidação dessas partículas. Os monócitos infiltram-se então na parede arterial e diferenciam-se em macrófagos, que acumulam lípidos oxidados para formar células espumosas. Uma vez formadas, as células espumosas estimulam a proliferação de macrófagos e a atração de linfócitos T. Os linfócitos T, por sua vez, induzem a proliferação do músculo liso nas paredes arteriais e a acumulação de colagénio. O resultado líquido do processo é a formação de uma lesão aterosclerótica rica em lípidos com uma capa fibrosa. A rutura desta lesão conduz a um enfarte vascular agudo (Boyle, 2007). Para além da formação de ateromas, existe um aumento da adesão plaquetária e da hipercoagulabilidade na DMT2. A produção deficiente de óxido nítrico e o aumento da formação de radicais livres nas plaquetas, bem como a regulação alterada do cálcio, podem promover a agregação plaquetária. Níveis elevados do inibidor do ativador do plasminogénio T1DM podem também prejudicar a fibrinólise em doentes com diabetes. A combinação de coagulabilidade aumentada e fibrinólise prejudicada provavelmente aumenta ainda mais o risco de oclusão vascular e eventos cardiovasculares na DM2 (Beckman JA *et al.*, 2002) A diabetes aumenta o risco de um indivíduo desenvolver doença cardiovascular (DCV). A DCV é a principal causa de morte em pessoas com diabetes tipo 1 ou tipo 2 (Laing *et al.*, 2003; Paterson *et al.*, 2007). Entre as complicações macrovasculares da diabetes, a doença coronária tem sido associada à diabetes em numerosos estudos, desde o estudo de Framingham (Kannel *et al.*, 1979). Estudos mais recentes demonstraram que o risco de enfarte do miocárdio (MI) em pessoas com diabetes é equivalente ao risco em doentes não diabéticos com uma história de MI anterior (Haffne *et al.*, 1998). Estas descobertas levaram a novas recomendações da ADA e da American Heart Association para que a diabetes seja considerada um equivalente de risco de doença arterial coronária em vez de um fator de risco (Buse *et al.*, 2007). A DMT2 ocorre tipicamente no contexto da síndrome metabólica, que também inclui obesidade abdominal, hipertensão, hiperlipidemia e aumento da coagulabilidade. Estes outros factores também podem atuar para promover a DCV. A diabetes é também um forte preditor independente do risco de acidente vascular cerebral e doença cerebrovascular, tal como na doença arterial coronária (Lehto *et al.*, 1996). Os doentes com DMT2 têm um risco muito mais elevado de

AVC, com um risco acrescido de 150-400%. O risco de demência e recorrência relacionadas com o AVC, bem como a mortalidade relacionada com o AVC, é elevado nos doentes com diabetes (Beckman *et al.*, 2002). Os doentes com DM1 também suportam um fardo desproporcionado de doença coronária. Estudos demonstraram que estes doentes têm uma mortalidade mais elevada por doença cardíaca isquémica em todas as idades, em comparação com a população em geral. Em indivíduos com mais de 40 anos de idade, as mulheres apresentam uma maior mortalidade por doença cardíaca isquémica do que os homens (Laing *et al.*, 2003). Estudos observacionais demonstraram que a taxa de mortalidade cerebrovascular é elevada em todas as idades em doentes com DM1 (Laing *et al.*, 2003). O aumento do risco de DCV levou a um tratamento mais agressivo destas condições para conseguir a prevenção primária ou secundária da doença coronária antes de esta ocorrer. Estudos em DM1 mostraram que o controlo intensivo da diabetes está associado a uma frequência cardíaca de repouso mais baixa e que os doentes com graus mais elevados de hiperglicemia tendem a ter uma frequência cardíaca mais elevada, o que está associado a um maior risco de DCV (Paterson *et al.*, 2007).

Intervenção terapêutica

Tabela 1.6. Agentes anti-hiperglicémicos para utilização na DMT2.

Classe e mecanismo de ação	**Medicamento (nome comercial)**	**Outras considerações terapêuticas**
Formulações combinadas	Avandamet (Metformina + Rosiglitazona) Janumet (Metformina + Sitagliptina) Jentadueto (Metformina + Linagliptina)	

	Avandaryl (Glimepirida + Rosiglitazona)	
Inibidor da DDP-4: amplifica a ativação da via da incretina através da inibição da degradação enzimática do GLP-1 e do GIP endógenos (Amori *et al.*, 2007)	Sitagliptina (Januvia) Saxagliptina (Onglyza) Linagliptina (Trajenta)	Peso neutro. Melhoria do controlo pós-prandial. Casos raros de pancreatite.
Agonista do recetor GLP-1: ativa a incretina	Exenatide (Byetta) Liraglutide (Victoza)	Melhoria do controlo pós-prandial.
utilizando um análogo resistente à DPP-4 para o GLP-1		Perda de peso significativa. Náuseas e vómitos. Administração parentral. Casos raros de pancreatite. Hiperplasia das células parafoliculares. Contraindicado em caso de antecedentes familiares de cancro medular da tiroide ou de neoplasia endócrina múltipla de tipo 2.
Insulina: ativa os receptores de insulina para regular o metabolismo dos hidratos	**Insulinas em bolus (prandiais)** *Análogos de ação rápida*	Redução potencialmente maior da A1C e dose máxima.

de carbono, das gorduras e das proteínas	Aspart (NovoRapid) Glulisina (Apidra) Lispro (Humalog) Regular de *ação curta* (Humulin-R, Novolin ge Toronto) **Insulinas basais** NPH *de ação intermédia* (Humulin-N ,Novolin ge NPH)] *Análogos basais de ação prolongada* Detemir (Levemir) Glargina (Lantus) **Insulinas pré-misturadas** *Pré-mistura Regular* - NPH (Humulin 30/70;Novolin ge 30/70,40/60,50/50) *Insulina bifásica aspártico* (	Numerosas formulações e sistemas de administração (incluindo injectáveis subcutâneos). Permite a flexibilidade do regime. Ao iniciar a insulina, considerar a adição de um análogo basal de ação prolongada ou de uma NPH de ação intermédia ao deitar, juntamente com agentes anti-hiperglicémicos orais durante o dia (embora possam ser utilizados outros regimes). Recomenda-se um regime de bólus de Bsal se não se conseguir atingir o objetivo glicémico.
	NovoMix 30) *Insulina lispro/lispro protamina em suspensão* (Humalog Mix 25, Mix 50)	Aumento do risco de aumento de peso em relação às sulfonilureias e à metformina.
Secretagogo da insulina: ativa o recetor da	**Sulfonilureias** Gliclazida (Diamicron,	Resposta relativamente rápida de redução da BG.

sulfonilureia na célula beta para estimular a secreção endógena de insulina	Diamicron MR, genérico) Glimepirida (Amaryl) Gliburida (Diabeta, Euglucon, genérico) (UK Prospective Diabetes Study, 1998) **Meglitinidas** Nateginida (Starlix) Repaglinida (GlucoNorm)	Todos os secretagogos da insulina reduzem a glicemia de forma semelhante (exceto a estrateglinida) , que é menos eficaz) A glicemia pós-prandial é especialmente reduzida pelas meglitinidas. A hipoglicemia e o aumento de peso são especialmente frequentes com a gliburida. Considerar a utilização de outra(s) classe(s) de agentes anti-hiperglicémicos primeiro em doentes com elevado risco de hipoglicemia (por exemplo, idosos, insuficiência renal/hepática). Se uma sulfonilureia tiver de ser utilizada nestes indivíduos, a gliclazida está associada à menor incidência de hipoglicemia

		e a glimpirida está associada a menos hipoglicemia do que a gliburida. A nateglinida e a rapaglinida são
		associado a uma menor hipoglicémia sufonilureias devido à sua duração de ação mais curta, que permite manter a medicação quando se renuncia a uma refeição
Metformina: aumenta a sensibilidade à insulina no fígado e nos tecidos periféricos através da ativação da proeína quinase activada por AMP	Glucophage, Glumetza, genérico	Melhoria dos resultados cardiovasculares em indivíduos com excesso de peso. Contaminado se CrCl/ e GFR <30ml/min ou insuficiência hepática. Cuidado se CrCl/e GFR <60ml/min. Neutro em termos de peso como monoterapia, promove um menor aumento de peso quando combinado com outros

		agentes anti-hiperglicémicos, incluindo a insulina. Deficiência de vitamina B12. Efeitos secundários gastrointestinais.
Tiazolidienodionas (TZD): aumentam a sensibilidade à insulina nos tecidos periféricos e no fígado através da ativação dos receptores gama do recetor ativado por proliferador de peroxissoma	Pioglitazona (Actos) Rosiglitazona (Avandia)	Maior duração do controlo glicémico com a monoterapia em comparação com a metformina ou a gliburida. Redução ligeira da tensão arterial. São necessárias entre 6 e 12 semanas para obter um efeito glicémico completo. Aumento de peso. Pode induzir edema e/ou insuficiência cardíaca congestiva.
		Contraindicado em doentes com insuficiência cardíaca clínica conhecida ou evidência de disfunção ventricular esquerda no ecocardiograma ou noutra imagiologia cardíaca. Taxas mais elevadas de

		insuficiência cardíaca quando combinado com insulina Ocorrência rara de edema macular Maior ocorrência de fracturas • Possibilidade de aumento do risco de enfarte do miocárdio com rosiglitazona. • Risco raro de cancro da bexiga com pioglitazona.

(Fowler, 2007)

TERAPIA DO ESTILO DE VIDA

Os principais componentes da terapia do estilo de vida incluem terapia nutricional médica, atividade física regular, quantidades suficientes de sono, apoio comportamental e cessação do tabagismo e evitação de todos os produtos do tabaco A terapia do estilo de vida começa com aconselhamento e educação nutricional. Todos os doentes devem esforçar-se por atingir e manter um peso ideal através de uma dieta essencialmente vegetal, rica em ácidos gordos polinsaturados e monoinsaturados, com uma ingestão limitada de ácidos gordos saturados e evitando as gorduras trans. Os doentes com excesso de peso (índice de massa corporal [IMC] de 25 a 29,9 kg/m2) ou obesos (IMC ≥30 kg/m2) devem também restringir a sua ingestão calórica com o objetivo de reduzir o peso corporal em pelo menos

5 a 10%. Tal como nos estudos Look AHEAD (Action for Health in Diabetes) e

Diabetes Prevention Program, a redução da ingestão calórica é o principal fator de perda de peso (Wadden *et al.*, 2009, Look AHEAD Research Group *et al.*, 2007, Ratner *et al.*, 2005, Hoskin *et al.*, 2014). Além disso, a educação sobre a terapia nutricional médica para pacientes com diabetes também deve abordar a necessidade de consistência na ingestão diária de hidratos de carbono, limitando os alimentos que contêm sacarose ou alimentos com elevado índice glicémico, e ajustando as doses de insulina para corresponder à ingestão de hidratos de carbono (por exemplo, utilização da contagem de hidratos de carbono com monitorização da glicose) (Handelsman *et al.*, 2015; Evert *et al.*, 2013). Depois da nutrição, a atividade física é o principal componente dos programas de perda e manutenção de peso. O exercício físico regular - tanto o exercício aeróbico como o treino de força - melhora o controlo da glicose, os níveis lipídicos e a PA; diminui o risco de quedas e fracturas; e melhora a capacidade funcional e a sensação de bem-estar (Balducci *et al.*, 2007; Manders *et al.*, 2010; Hansen *et al.*, 2009; Praet *et al.*, 2006; De Feyter *et al.*, 2007; Church *et al.*, 2010; Balducci *et al.*, 2010; Vinik *et al.*, 2015). O regime de atividade física deve envolver, pelo menos, 150 minutos por semana de exercício de intensidade moderada, como caminhadas rápidas (por exemplo, 15 minutos a 20 minutos) e treino de força; os doentes devem começar qualquer nova atividade lentamente e aumentar a intensidade e a duração gradualmente à medida que se habituam ao exercício. Os programas estruturados podem ajudar os doentes a aprender a técnica correcta, a estabelecer objectivos e a manterem-se motivados. Os doentes com diabetes e/ou obesidade grave ou complicações devem ser avaliados quanto a contra-indicações e/ou limitações ao aumento da atividade física, e deve ser elaborada uma prescrição de exercício para cada doente, de acordo com os objectivos e as limitações. O descanso adequado é importante para manter os níveis de energia e o bem-estar, e todos os doentes devem ser aconselhados a dormir cerca de 7 horas por noite. O apoio comportamental para a terapia do estilo de vida inclui os programas estruturados de perda de peso e de atividade física acima referidos, bem como o apoio da família e dos amigos. Os profissionais de saúde devem avaliar o humor e o bem-estar psicológico dos doentes e encaminhar os doentes com perturbações do humor para profissionais de saúde mental. A terapia cognitivo-comportamental pode ser benéfica. Uma meta-análise recente de intervenções psicossociais fornece informações sobre abordagens bem sucedidas (Harkness *et al.*, 2010). A cessação do tabagismo é o componente final da terapia do estilo de vida e envolve evitar todos os produtos do tabaco.

INVESTIGAÇÃO SOBRE A UTILIZAÇÃO DE MEDICAMENTOS

A investigação sobre a utilização de medicamentos é um conjunto eclético de métodos descritivos e analíticos para a quantificação, compreensão e avaliação dos processos de prescrição, distribuição e consumo de medicamentos, bem como para o ensaio de intervenções destinadas a melhorar a qualidade desses processos (Bergman, 2006). São ferramentas exploratórias poderosas para avaliar se a terapia medicamentosa é racional ou não e para criar uma base sócio-médica e económica sólida para a tomada de decisões em matéria de cuidados de saúde (Sutharson *et al.*, 2003). A investigação sobre a diabetes mellitus (DM) fornecerá informações úteis sobre as diferentes tradições terapêuticas, reflectirá a prevalência da doença e os dados podem ser associados a medidas de morbilidade, a fim de explorar a eficácia e a toxicidade das diferentes terapêuticas (Boccuzzi *et al.*, 2001; Chan et *al.*, 1996; Niskanen L *et al.*, 1994). A análise da utilização de medicamentos combinada com elementos de gestão da doença alarga o enfoque dos problemas específicos dos medicamentos para uma abordagem que também utiliza directrizes e algoritmos de tratamento para avaliar a adequação da terapia medicamentosa no contexto do tratamento de doenças específicas. Para tal, é necessário ter em conta os resultados em matéria de saúde e os resultados farmacoeconómicos (The U.S. Pharmacopeia Drug Utilization Review, 2000).

CAPÍTULO 2

REVISÃO DA LITERATURA

- **Datta *et al.*, (2010)** efectuaram um estudo transversal sobre o padrão de prescrição de medicamentos anti-hipertensores utilizados na diabetes comórbida e concluíram que os BCC eram o grupo de medicamentos mais prescritos tanto na diabetes como na nefropatia associada à diabetes, tendo sido prescritos em 60% dos doentes com diabetes e em 95% dos doentes com nefropatia. Os inibidores da ECA e os BRA foram prescritos em 45% dos doentes com diabetes e em 21% dos doentes com nefropatia associada à diabetes. A utilização dos inibidores da ECA está, portanto, muito abaixo do que seria de esperar tanto na diabetes como na nefropatia associada à diabetes.

- **Das *et al.*, (2011)** realizaram um estudo observacional durante um ano num centro de cuidados terciários em 154 doentes com diabetes mellitus recentemente diagnosticada e concluíram que a maioria dos doentes (n=114) se enquadrava no estrato etário médio de 35-64 anos e 97% eram diabéticos de tipo 2. Foi analisado um total de 282 prescrições que incluíam antidiabéticos e outras categorias de medicamentos. O número médio de medicamentos por folha de prescrição foi de 1,83±1,31. Os agentes hipoglicémicos orais foram aconselhados a 64% dos doentes. A frequência de prescrição de biguanidas (24,5%) foi superior à de sulfonilureias (19,9%). Apenas 67 doentes foram seguidos durante 3 meses±15 dias, dos quais 46 atingiram o controlo glicémico. O grupo das biguanidas apenas (p=0,002) e o grupo da terapêutica combinada de biguanidas e sulfonilureias (p=0,005) foram as terapêuticas altamente eficazes, uma vez que os seus valores de p dos níveis de glicemia em jejum no seguimento foram os mais baixos. Quase 90% dos doentes em terapêutica combinada alcançaram o controlo glicémico e concluíram que o estudo reflecte a abordagem terapêutica óptima seguida na diabetes mellitus.

- **Simpson *et al.*, (2005)** avaliaram os efeitos individuais do enfarte agudo do miocárdio (EAM) e da diabetes mellitus nos resultados da qualidade de vida relacionada com a saúde (QV) para examinar o impacto sinérgico da diabetes mellitus e do EAM nos métodos de QV: Neste estudo, eles avaliaram, usando vários questionários previamente validados, a QOL e o estado funcional de 96 pacientes diabéticos e 491 pacientes não diabéticos admitidos em hospitais de Quebec com IAM entre 1997 e 1998. Também realizaram análises multivariadas para verificar se a diabetes mellitus era um determinante independente dos resultados de QV do SF-36, após o IAM, e descobriram que ambos os grupos de pacientes tinham características clínicas de base semelhantes, mas os pacientes diabéticos tinham taxas ligeiramente mais elevadas de factores de risco cardíaco em comparação com os não diabéticos. Em geral, as medidas de QV eram semelhantes entre os dois grupos de pacientes na linha de base, mas os pacientes diabéticos relataram um estado funcional pior do que os pacientes não-diabéticos. Durante o período do estudo, registaram-se diferenças significativas entre a QV e o estado funcional das populações diabética e não diabética. Ao fim de um ano, os doentes diabéticos apresentaram piores resultados em termos de QV do que os doentes não diabéticos. No entanto, os doentes diabéticos apresentaram maiores melhorias no seu estado funcional, mas tiveram menos probabilidades de regressar ao trabalho em comparação com os doentes não diabéticos. Em contraste com esses achados, as análises multivariadas mostraram que o diabetes mellitus não foi um determinante independente da QV e do estado funcional. da QV após o IAM.

• **Alex *et al.*, (2015)** avaliaram o padrão de utilização de medicamentos antidiabéticos em pacientes ambulatoriais diabéticos e monitoraram as reações adversas a medicamentos (RAMs) associadas à terapia antidiabética e realizaram um estudo observacional prospetivo em pacientes adultos diabéticos que visitam os departamentos ambulatoriais de Medicina Geral e Endocrinologia de um hospital terciário. Os dados demográficos, o padrão de utilização de medicamentos e as RAMs devidas a medicamentos antidiabéticos foram resumidos e verificou-se que 99 (50,3%) dos 197 doentes diabéticos eram do sexo masculino. A maioria dos doentes encontrava-se no grupo etário dos 51-60 anos (39,6%) e a maioria dos doentes (36,5%) tinha uma história diabética de <5 anos. A metformina foi o fármaco mais frequentemente prescrito (68%), seguida da classe das sulfonilureias (49,7%). Cerca de 42% dos doentes utilizavam preparações de insulina, sendo que 30,4% utilizavam insulina humana isofânica bifásica. A maioria dos doentes (58,4%) estava a fazer terapêutica com vários fármacos, sendo que quase 40% recebiam dois fármacos. A metformina foi o fármaco mais frequentemente prescrito em monoterapia (18,8%) e a glimepirida + metformina foi a terapêutica com dois fármacos mais comum (13,2%). Verificou-se a existência de co-morbilidades em 172 doentes (87,3%), sendo a hipertensão arterial (68,5%) a co-morbilidade mais frequente. Foram observadas 17 RAM, sendo a hipoglicemia a RAM mais comum registada, concluindo-se que a metformina foi o medicamento mais utilizado. A tendência de prescrição também parece estar a evoluir para a terapia combinada, em especial duas terapias medicamentosas.

- **Kumar *et al.*, (2011) avaliaram** o padrão de prescrição e a potencial interação medicamentosa em doentes hospitalizados com diabetes mellitus tipo 2 e realizaram um estudo prospetivo e observacional no departamento de internamento do hospital da faculdade de medicina SRM e no centro de investigação do distrito de Kanchipuram, Tamilnadu, Índia, de julho de 2010 a fevereiro de 2011. Os dados demográficos, da doença e do tratamento dos doentes com diabetes mellitus de tipo 2 foram recolhidos num formulário especialmente concebido para o efeito. Foram recolhidos e analisados dados de 142 doentes, dos quais 69 (48,6 %) eram do sexo masculino e 73 (51,4 %) do sexo feminino. A média ± DP de fármacos por prescrição foi de 6,1±2,3. 63,57% dos medicamentos foram prescritos pelos seus nomes de marca. 45% dos medicamentos prescritos pertenciam à lista de medicamentos essenciais da OMS. Na diabetes mellitus tipo 2, a metformina e a insulina humana foram os fármacos mais frequentemente prescritos. A monoterapia foi utilizada por 58,9% dos doentes e a terapêutica combinada foi prescrita a 41,1% dos doentes. Foram analisadas 65 potenciais interacções medicamentosas em 53 prescrições, das quais 3 (4,6%) eram graves e 27 (41,5%) eram de gravidade moderada. As potenciais interacções medicamentosas encontradas nas prescrições de diabetes mellitus tipo 2 estavam frequentemente relacionadas com medicamentos utilizados para tratar doenças co-mórbidas. As potenciais interacções medicamentosas são frequentes na diabetes mellitus de tipo 2, pelo que merecem atenção clínica. A implementação de directrizes de alerta e de um rastreio informatizado ajudaria a reconhecer e a prevenir interacções medicamentosas potencialmente perigosas.

- **Patel *et al.*, (2011)** descreveram o perfil dos indivíduos com diabetes mellitus de tipo 2 de Gujarat, na Índia, e o estudo foi efectuado com 622 indivíduos diabéticos de tipo 2 recentemente diagnosticados que frequentaram o Departamento de Diabetologia, o All India Institute of Diabetes and Research e o Yash Diabetes Specialties Centre (Swasthya), Ahmedabad, entre agosto de 2006 e janeiro de 2009. Os sujeitos preencheram um questionário administrado por um entrevistador. O questionário incluía variáveis, tais como factores sociodemográficos, sintomas apresentados, perfil de risco (hipertensão, obesidade, dislipidemia e estado glicémico), história familiar de diabetes, atividade física e perfil comportamental. Foram medidos a tensão arterial, o índice de massa corporal (IMC), os níveis de hemoglobina glicosilada e o perfil lipídico em jejum. Foram efectuadas análises descritivas e bivariadas utilizando o software SPSS (versão 11.5). No total, foram estudados 622 casos de diabetes mellitus tipo 2 (DMT2) com idade média de 47,7±10,9 anos. Dos 622 indivíduos, 384 (62%) eram do sexo masculino. A maioria (68%) dos indivíduos com DM2 eram obesos e 67% tinham uma história familiar positiva de diabetes. As disfunções renais e a deficiência visual foram encontradas, respetivamente, em 10% (n=62) e 9% (n=57) dos 622 indivíduos com DM2. O nível médio de HbA1c foi de 9,02±1,67%, e o bom controlo glicémico (nível de HbA1c <7%) foi alcançado apenas em 7,4% dos indivíduos com DM2. Os resultados da análise do qui-quadrado mostraram que um IMC mais elevado (≥25 kg/m2) estava significativamente associado à hipertensão nos indivíduos com DMT2 (p<0,01). Verificaram-se diferenças significativas (p<0,05) entre os indivíduos do sexo masculino e feminino no que diz respeito à idade média, IMC, circunferência da cintura e da anca e nível médio de lipoproteínas de baixa densidade (LDL). Os resultados revelaram que muitos factores, como a obesidade, a história familiar de diabetes, a dislipidemia, o descontrolo glicémico, o sedentarismo e a hipertensão arterial, são prevalentes nos indivíduos com DMT2. A caraterização deste perfil de risco contribuirá para a conceção de estratégias mais eficazes e específicas de rastreio e controlo da DMT2 em Gujarat, na Índia.

- **Lopez *et al.*, (2013)** utilizaram os dados do Inquérito Nacional de Saúde e Bem-Estar (NHWS) de 2011 dos EUA e caracterizaram a população com DMT2 como um todo, com especial incidência nos idosos. Os resultados do NHWS foram estratificados por idade e sexo e, em seguida, ponderados e projectados para refletir a composição demográfica da população adulta total (com base nos dados do Censo). Dos 75.000 adultos norte-americanos com idade ≥18 anos que responderam ao inquérito, 7.828 relataram um diagnóstico de DMT2 (média ± desvio padrão [DP] de idade, 58,5 ± 13,6 anos; 56% homens). Nesta população, 3241 (34,5%) tinham ≥ 65 anos e 636 (14,8%) tinham ≥75 anos (54% e 49% eram homens, respetivamente). Estes inquiridos representam a população projetada dos EUA ≥65 anos e ≥75 anos de 7,6 milhões e 3,2 milhões, respetivamente. nos subgrupos ≥65 anos e ≥75 anos, respetivamente, as comorbilidades mais comuns foram o colesterol elevado (69%, 66%), a hipertensão (69%, 70%) e a artrite (53%, 57%). Em ambos os subgrupos ≥65 anos e ≥75 anos, quase 56% usavam estatinas; 49% e 47%, respetivamente, relataram já ter tido hipoglicemia. 63% dos participantes relataram ser aderentes ao tratamento. Madeleine Akel e Ghassan Hamadeh efectuaram um estudo em que foram identificados duzentos e quatro doentes diabéticos com uma prevalência estimada de 4,1%. A maioria era de diabéticos de tipo II a tomar hipoglicemiantes orais. Os parâmetros avaliados foram a HbA1C, os níveis de glucose no sangue em jejum, o colesterol, os triglicéridos e a pressão arterial. Foi documentada a presença de nefropatia em 46,8% e de neuropatia em 59,6% dos doentes. No entanto, verificou-se que as instruções sobre cuidados com os pés, dieta, exercício e autocuidados eram deficientes nestes doentes. Concluiu-se que são necessárias intervenções para melhorar a gestão dos cuidados com a diabetes, de modo a prevenir as complicações.

- **Alam *et al.*, (2014)** verificaram os padrões de prescrição de agentes hipoglicemiantes orais a doentes diabéticos de tipo 2 que frequentam um hospital universitário e avaliaram a adesão dos doentes. Foi realizado um estudo prospetivo, observacional e não comparativo em 200 doentes com diabetes mellitus de tipo 2 estabelecidos que frequentavam o departamento de ambulatório do Majeedia Hospital, Nova Deli, Índia. As receitas dos doentes registados foram incluídas no estudo. Uma vez terminada a consulta pelo médico, as receitas foram revistas e os doentes foram entrevistados. A informação foi recolhida num formulário de documentação concebido internamente. Num grupo de 200 diabéticos de tipo 2, mais de metade eram do sexo feminino (n = 106, 53%). A idade média dos doentes era de 50,4 ± 11,7 anos e o índice de massa corporal médio de 25,8 ± 4,4 kg/m2. Foi prescrito aos doentes um total de 432 agentes hipoglicémicos orais. Foi prescrito um número muito significativo de doentes em terapêutica combinada (n = 143, 71,5%) em comparação com a monoterapia (n = 57, 28,5%), com um valor de $p < 0,0001$. As biguanidas foram a classe de hipoglicemiantes orais mais frequentemente prescrita, seguidas das sulfonilureias, das tiazolidinedionas e dos inibidores da alfa-glucosidase. Apenas 77,5% dos doentes registaram uma boa adesão. A metformina foi o medicamento mais frequentemente prescrito.

- **Sajith *et al.*, (2014)** avaliaram a adesão à medicação auto-relatada e identificaram factores associados a uma fraca adesão em doentes com diabetes mellitus de tipo 2 e realizaram um estudo prospetivo durante um período de seis meses no departamento de Medicina do Hospital Bharati. No total, foram recrutados para o estudo 105 doentes diabéticos de tipo 2 que preenchiam os critérios de inclusão. A adesão ao tratamento foi avaliada durante uma entrevista pessoal com cada doente através de um questionário. A adesão à medicação foi avaliada utilizando a escala de adesão à medicação de Morisky (MMAS). Os níveis de adesão foram de 40,95%, 37,14% e 21,90% para uma adesão elevada, média e fraca, respetivamente. A correlação entre as características sócio-demográficas dos doentes e a taxa de adesão à terapêutica antidiabética indicou uma maior prevalência de adesão entre os homens (43,33%), os idosos (46,81%), os que têm o ensino básico (47,06%) e os doentes desempregados (41,46%). Encontraram uma melhor percentagem de adesão na terapêutica combinada com 43,90%. As razões mais comuns para a não adesão à toma da(s) medicação(ões) tal como prescrita(s) foram o conhecimento inadequado da terapêutica (81,90%), problemas financeiros (61,90%), os doentes sentirem-se melhor (33,33%) e sentirem-se pior (33,33%). Além disso, os factores para a não adesão à marcação de consultas foram identificados como viajar muito e ter uma agenda de trabalho muito preenchida, com 33,33% e 13,33%, respetivamente, concluindo-se um nível moderado de adesão entre os participantes e sendo necessários esforços para aumentar a adesão à medicação destes doentes, para que possam usufruir de todos os benefícios das terapias prescritas.

- **Stewart *et al.*, (2007)** realizaram um inquérito epidemiológico multicêntrico e transversal em nove países da América Latina: Argentina, Brasil, Chile, Costa Rica, Equador, Guatemala, México, Peru e Venezuela. Foi pedido aos médicos de clínica geral, em consultório privado, que fornecessem dados sobre os cuidados e o controlo de pacientes com idades compreendidas entre os 18 e os 75 anos com diabetes mellitus tipo 2 (DMT2), incluindo dados demográficos, história clínica e medicamentosa, exames laboratoriais e informações sobre os desafios da gestão dos pacientes. Dos 3592 questionários de pacientes devolvidos por 377 médicos, 60% dos pacientes tinham uma história familiar de diabetes, 58% seguiam uma dieta pobre, 71% eram sedentários e 79% eram obesos ou tinham excesso de peso. O mau controlo glicémico (glicemia em jejum ≥ 110 mg/dL) foi observado em 78% dos doentes. O número de doentes com HbA1c < 7,0% foi de 43,2%. O controlo glicémico diminuiu significativamente com o aumento da duração da DMT2. As comorbilidades associadas à DMT2 foram observadas em 86% dos doentes; a utilização de insulina e as comorbilidades, especialmente as associadas a complicações microvasculares, aumentaram significativamente com a duração da doença. Assegurar o cumprimento dos planos de dieta e exercício recomendados foi o desafio de gestão de pacientes mais citado e concluiu que os níveis de glicose no sangue estão subcontrolados em pacientes com DM2 no sistema de saúde privado na América Latina, particularmente entre aqueles que têm a doença há mais tempo (>15 anos). Considerando as diferenças entre o sistema de saúde privado e público na América Latina, especialmente no que diz respeito à qualidade dos cuidados e ao acesso à medicação, são necessários mais estudos no contexto público. Em geral, é necessário um programa mais eficiente e intensivo de controlo da DMT2, incluindo programas eficazes de educação do doente, ajustados às realidades da América Latina.

- **Adla *et al.*, (2013)** analisaram e avaliaram os resultados médicos, sociais e económicos da terapia medicamentosa e observaram a atitude de prescrição do médico em doentes diabéticos e o estudo foi realizado utilizando o formulário de auditoria de prescrição baseado na OMS. Os dados foram registados a partir dos doentes que frequentavam a consulta externa (OPD) de endocrinologia do hospital. Os resultados deste estudo mostram que os antidiabéticos metformina e glibenclamida foram mais prescritos em doentes com síndrome não metabólica (35,09%) do que em doentes com síndrome metabólica (33,19%). A média de medicamentos prescritos foi de 4,38% nos doentes com síndrome metabólica, em comparação com 3,62% nos doentes sem síndrome metabólica. A percentagem de genéricos prescritos foi de 90,73% nos doentes com síndrome metabólica, em comparação com 93,5% nos doentes sem síndrome metabólica. Este artigo sugere que a incidência de polifarmácia nos doentes diabéticos de tipo 2 é baixa e que a prescrição de genéricos e de medicamentos essenciais é elevada no contexto clínico, pelo que a utilização de medicamentos no hospital é bastante racional.

• **Madhwar *et al.*, (2015) determinaram** o padrão de utilização de medicamentos anti-hipertensores em doentes com nefropatia hipertensiva num hospital universitário de cuidados terciários e realizaram um estudo observacional prospetivo no Shri Ram Murti Smarak Institute of Medical Sciences, Bareilly, durante um período de três meses. Foram incluídos no estudo 60 doentes com idades compreendidas entre os 40 e os 79 anos que estavam a receber tratamento para a hipertensão com nefropatia associada. Todos os dados relevantes foram recolhidos e foi determinado o padrão de utilização dos medicamentos anti-hipertensores. O estudo avaliou a percentagem de utilização de poliquimioterapia, de medicamentos prescritos a partir da Lista de Medicamentos Essenciais (LDE) e de prescrições com nome genérico. O custo dos medicamentos anti-hipertensores utilizados por dia foi calculado e relacionado com o estatuto socioeconómico dos doentes. A avaliação das prescrições demonstra que um total de 63,3% de homens e 36,7% de mulheres com uma idade média de 58,9±11,9 anos foram incluídos, dos quais 70% dos doentes estavam a fazer terapêutica com múltiplos fármacos, enquanto apenas 30% estavam em monoterapia. O fármaco mais comum prescrito foi a amlodipina e cerca de 60% dos fármacos pertenciam ao EDL 2011. Embora apenas 16,67% dos doentes tenham recebido prescrição de medicamentos genéricos, tal não afectou a condição económica do doente, uma vez que a maioria dos doentes inscritos pertence à classe média alta. As prescrições analisadas estavam de acordo com as directrizes do JNC-8 (Joint National Committee - 8) e a maioria das prescrições foi considerada racional, o que também mostra que a gestão da nefropatia hipertensiva necessita de uma terapia combinada.

• **Deepa *et al.*, (2014)** estudaram a prevalência e o perfil clínico das complicações microvasculares e macrovasculares em doentes recém-diagnosticados com diabetes mellitus de tipo 2 em Bellary e arredores, Karnataka. O estudo foi um estudo observacional transversal de 100 diabéticos de tipo 2 recém-detectados que frequentavam o Departamento de Medicina (ambulatório/doente), hospitais combinados VIMS, Bellary, de outubro de 2012 a junho de 2013 (9 meses), que correspondiam aos critérios de inclusão de que os casos foram rastreados para complicações vasculares de acordo com os critérios da ADA, dados tabulados e analisados. Análise estatística: O pacote de software SPSS foi utilizado para a análise. A significância estatística foi definida como um valor de p **<0**,05. A idade média de apresentação foi de 54,05 ± 13,24 anos, com uma relação homem:mulher de 1,6:1. A prevalência de retinopatia diabética, nefropatia, neuropatia, doença cardiovascular, cerebrovascular e vascular periférica foi de 20%, 37%, 16%, 26%, 8% e 11%, respetivamente, sendo a retinopatia, a nefropatia e o rastreio da doença arterial coronária significativos (p < 0,05). Verificou-se uma correlação significativa entre a prevalência de diabetes e o aumento do perímetro da cintura e do índice de massa corporal. Verificou-se uma elevada prevalência de doença arterial coronária, nefropatia e retinopatia na população do Sul da Índia aquando do diagnóstico. Recomenda-se o rastreio de complicações em todos os casos de diabetes aquando do diagnóstico.

- **Kawata *et al.,* (2015)** avaliaram que a disfunção diastólica do ventrículo esquerdo (VE) é conhecida como um marcador precoce de alterações miocárdicas em pacientes com diabetes. Como a doença microvascular tem sido considerada uma causa importante de insuficiência cardíaca ou disfunção diastólica em pacientes diabéticos, eles testaram a hipótese de que a reserva de fluxo coronariano (CFR), que reflete a função microvascular coronariana, está associada à disfunção diastólica do VE em pacientes com diabetes tipo 2. Foram estudados pacientes assintomáticos com diabetes tipo 2, mas sem insuficiência cardíaca evidente. Foi efectuado Doppler transtorácico que incluiu Doppler tecidular pulsado do anel mitral e CFR da artéria descendente anterior (induzido por adenosina 0,14 mg/kg/min). O rácio entre a velocidade mitral e a velocidade diastólica precoce do anel mitral (E/e') foi utilizado como marcador substituto da função diastólica. Avaliámos também a função renal, o perfil lipídico, parâmetros de controlo glicémico e outras características clínicas para determinar a sua associação com a E/e'. Foram excluídos os doentes com fração de ejeção do VE <50%, fibrilhação auricular, doença valvular, anomalia regional do movimento da parede, insuficiência renal (creatinina sérica >2,0 mg/dl) ou diabetes tipo 1. Pacientes com CFR <2,0 também foram excluídos com base na suspeita de estenose coronariana significativa. Foram incluídos 67 doentes assintomáticos com diabetes tipo 2 e 14 controlos não diabéticos na população final do estudo. Na análise univariada, a idade, a presença de hipertensão, o índice de massa do VE, a taxa de filtração glomerular estimada e a CFR foram significativamente associados à E/e\ A análise multivariada indicou que tanto o índice de massa do VE como a CFR foram independentemente associados à E/e\ Em contraste, não houve associações significativas entre os parâmetros de controlo glicémico e a E/e? e concluíram que a CFR estava associada à pressão de enchimento do VE em doentes com diabetes tipo 2. Este resultado sugere uma possível ligação entre a doença microvascular coronária e a função diastólica do VE nestes indivíduos.

CAPÍTULO 3

OBJECTIVOS E NOVIDADE DO TRABALHO

De acordo com o Atlas da Diabetes (5th edition), em 2011, a prevalência global da diabetes foi estimada em 366 milhões; prevê-se que este número atinja 552 milhões em 2030. Oitenta por cento das pessoas vivem em países de baixo e médio rendimento. A diabetes causou 4,6 milhões de mortes em 2011. Segundo uma publicação da Federação Internacional da Diabetes, o número de pessoas com diabetes na Índia, que atualmente ronda os 61,3 milhões, deverá aumentar para 101,2 milhões até 2030. O estudo sobre a utilização de medicamentos é uma componente da auditoria médica que monitoriza e avalia as práticas de prescrição e recomenda as modificações necessárias para conseguir uma utilização racional dos medicamentos e é definido como "comercialização, distribuição, prescrição e utilização de medicamentos numa sociedade, com especial ênfase nas consequências médicas, sociais e económicas daí resultantes". A investigação sobre a utilização de medicamentos também permite conhecer a eficiência da utilização de medicamentos, ou seja, se uma determinada terapêutica medicamentosa tem uma boa relação qualidade/preço, e os resultados dessa investigação podem ser utilizados para ajudar a estabelecer prioridades para a afetação racional dos orçamentos dos cuidados de saúde. O objetivo final da investigação sobre a utilização de medicamentos deve ser avaliar se as terapias medicamentosas são racionais ou não. Neste sentido, foi realizado um estudo sobre a utilização de medicamentos. Neste sentido, o presente estudo foi concebido para avaliar o padrão de prescrição de medicamentos em complicações diabéticas num hospital universitário de cuidados terciários.

OBJECTIVOS DO ESTUDO

> Estudar o perfil demográfico dos pacientes que são tratados com medicamentos orais para a diabetes e medicamentos utilizados para diferentes complicações diabéticas.

> Avaliar as diferentes classes de medicamentos orais para a diabetes e os fármacos utilizados para as diferentes complicações da diabetes que são utilizados no departamento de medicina.

> Estudar o padrão de prescrição de medicamentos orais para a diabetes em função do diagnóstico.

> Avaliar a duração do internamento e o custo da terapia.

> Efetuar a revisão da ficha de tratamento e procurar eventuais interacções medicamentosas com medicamentos orais para a diabetes e medicamentos utilizados para diferentes complicações da diabetes na prescrição.

NOVIDADE DA PROPOSTA DE PROJECTO

> O presente estudo ajudará a descobrir o padrão atual de prescrição de medicamentos orais para diabéticos com diferentes comorbilidades no que diz respeito ao diagnóstico, custo do tratamento, para identificar diferentes reacções adversas a medicamentos e interacções medicamentosas específicas.

> Salienta também a necessidade de uma gestão abrangente dos doentes diabéticos, incluindo alterações do estilo de vida, controlo dietético, agentes hipoglicemiantes, prevenção cardiovascular, tratamento de complicações e co-morbilidade.

> Por conseguinte, através dos padrões de prescrição existentes, podem ser feitas tentativas para melhorar a qualidade e a eficiência da terapia medicamentosa.

> No futuro, a melhoria dos conhecimentos dos doentes relativamente à terapêutica medicamentosa, à dose e à frequência talvez venha a melhorar a qualidade de vida dos doentes diabéticos de tipo II.

CAPÍTULO 4

METODOLOGIA

Fontes de dados

Ficha do doente, ficha de medicação e relatórios de análises laboratoriais, os dados serão

recolher no formulário de recolha de dados (Anexo I)

Métodos de recolha de dados

1) Local do estudo: O estudo será efectuado no departamento de medicina do **Guru Gobind Singh Medical College and Hospital, Faridkot.** O estudo será realizado durante um período de 8 meses (a partir de setembro de 2015) após a obtenção da aprovação do Comité de Ética Institucional (Anexo III).

2) Desenho do estudo: Um estudo prospetivo.

Critérios de estudo

Os doentes diabéticos serão incluídos no estudo tendo em conta os seguintes critérios

Critérios de inclusão

Pacientes internados de ambos os sexos com diagnóstico de comorbidades diabéticas e diabetes mellitus tipo II.

Critérios de exclusão

1) Doente diabético de tipo I

2) Doente diabética gestacional.

3) Ambulatório de diabetes

4) Os pacientes que não estão dispostos a participar no estudo.

Método e recolha de dados

Com base nos critérios de inclusão e exclusão, os dados do paciente após a assinatura do formulário de consentimento informado (Anexo II) serão recolhidos a partir do processo do paciente, relatórios de casos e relatórios laboratoriais

Análise de dados

Os pacientes recrutados para o estudo serão agrupados com base na classe de medicamentos utilizados para o tratamento. Os dados serão analisados com recurso ao SPSS ver. 21.

CAPÍTULO 5

RESULTADOS

5.1 Padrão de utilização de medicamentos na DMT2

5.1.1. Dados demográficos

a. Distribuição por grupos etários

Dos 150 doentes com DM admitidos, a maioria pertencia ao grupo etário dos 51-60 anos, ou seja, 55 (36,7%) doentes e 10 (6,7%) doentes tinham mais de 70 anos. A média (μ) e o desvio padrão (D.P.) foram de 58,14 ± 9,28. A representação pormenorizada é apresentada na Tabela 5.1 (Fig. 5.1).

Tabela 5.1: Distribuição por grupos etários dos doentes diabéticos.

Faixa etária em anos	N.º de doentes (n =150)	Percentagem
30-40	4	2.7
41- 50	33	22.0
51- 60	55	36.7
61-70	48	32.0
>70	10	6.7
Total	**150**	**100.0**

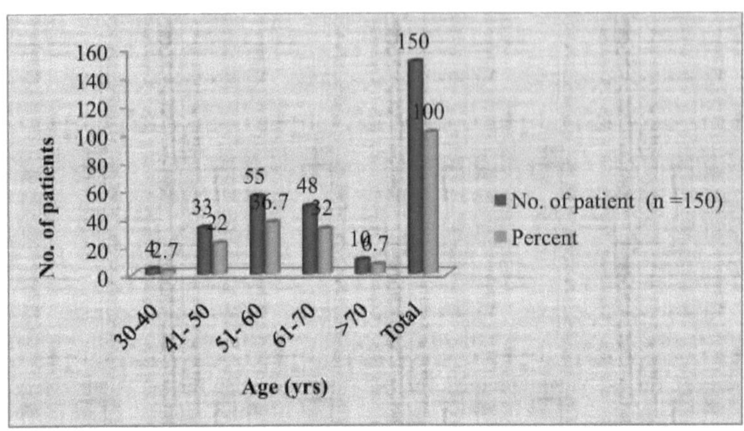

Fig. 5.1: Distribuição por grupos etários dos doentes diabéticos.

b. Peso

Dos 150 doentes com DM admitidos, a maioria pertencia ao grupo etário entre 71-75 kg, ou seja, 35 (23,3%) doentes e 15 (10%) doentes tinham mais de 81 kg. A média (µ) e o desvio-padrão (D.P.) foram de 68,18 ± 7,37. A representação pormenorizada é apresentada na Tabela 5.2 (Fig. 5.2)

Tabela 5.2: Distribuição ponderal dos doentes diabéticos.

Distribuição do peso (Kg)	N.º de doentes (n=150)	Percentagem
50- 55	07	04.7
56-60	16	10.7
61-65	26	17.3
66-70	29	19.3
71-75	35	23.3
76-80	22	14.7
>81	15	10.0

Total	150	100.0

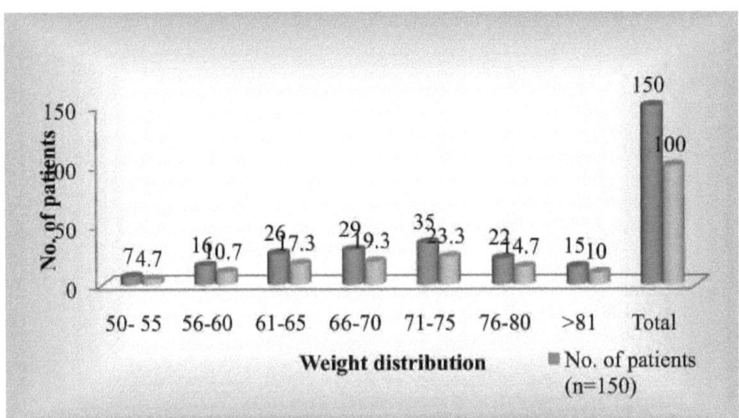

Fig. 5.2: Distribuição ponderal dos doentes diabéticos

c. Distribuição por género dos doentes diabéticos

Dos 150 doentes diabéticos que foram admitidos, 69 (46%) eram do sexo masculino e 81 (54%) do sexo feminino. Os dados estão representados na Tabela 5.3 e na Fig. 5.3

Tabela 5.3: Distribuição por género dos doentes diabéticos.

Género	N.º de doentes (n=150)	Percentagem
Masculino	69	46.0
Feminino	81	54.0
Total	**150**	**100.0**

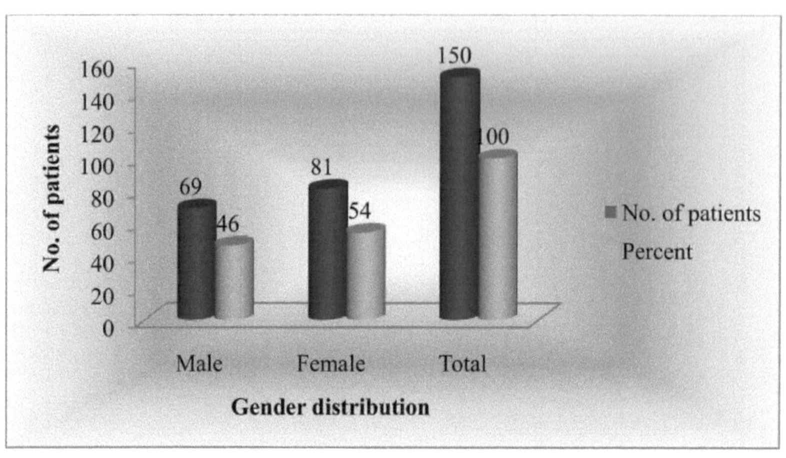

Fig. 5.3: Distribuição por género dos doentes diabéticos

d. História familiar de diabetes

Dos 150 doentes com DM II, 74 (49,3%) têm história familiar de diabetes. Os dados estão representados na Tabela 5.4 (Fig. 5.4).

Tabela 5.4: Historial familiar de diabetes

História familiar de diabetes	**N.º de doentes (n=150)**	**Percentagem**
Sim	74	49.3
Não	76	50.7
Total	**150**	**100**

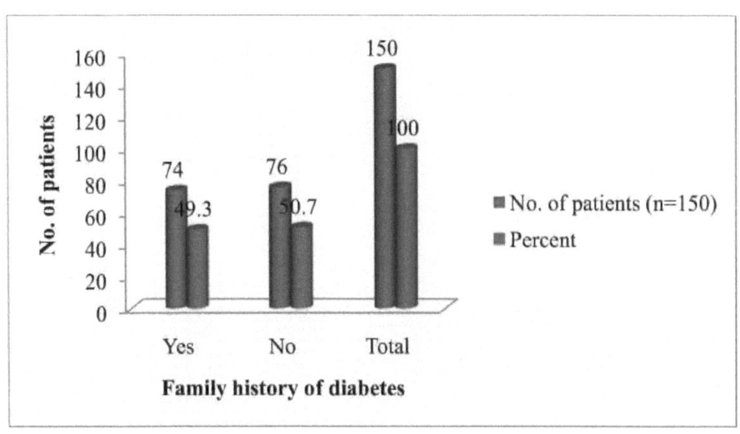

Fig. 5.4. História familiar de DM

e. Duração da história diabética

Na avaliação da história da diabetes, entre 150 doentes, 69 (46%) tinham entre 1-5 anos, 38 (25,3%) tinham entre 6-10 anos e 38 (25,3%) tinham mais de 10 anos de história diabética. A média (μ) e o desvio padrão (D.P.) foram de 1,54 ± 0,500. Os dados estão representados na Tabela 5.3 e na Fig. 5.3.

Tabela 5.5: Situação do historial de diabetes

Duração da diabetes (anos)	N.º de doentes (n=150)	Percentagem
>10	43	28.7
<5	69	46.0
6-10	38	25.3
Total	**150**	**100**

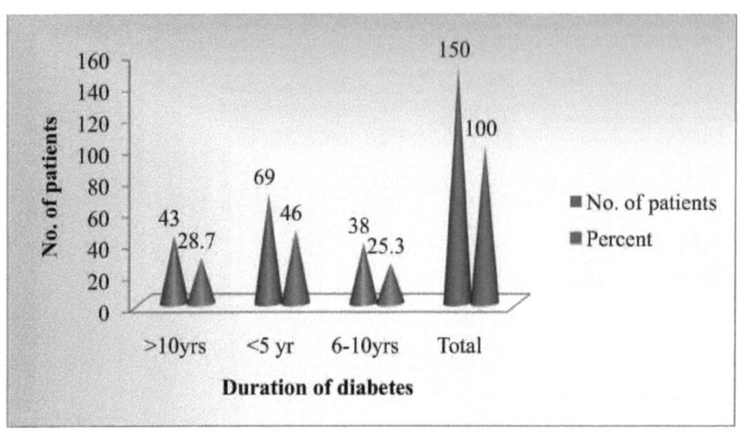

Fig. 5.5: Estado do historial do diabético

f. Hábito social

Ao avaliar o estatuto social de 150 doentes, a maioria deles, 79 (52,7%), não era toxicodependente. O máximo de toxicodependentes era o álcool 35 (23,3%) e o mínimo o tabaco 2 (1,3%). Os dados estão representados na Tabela 5.6 e na Fig. 5.6.

Tabela 5.6: Estatuto social do doente diabético.

Hábitos sociais	N.º de doentes (n=150)	Percentagem
Alcoólico	35	23.3
Alcoolismo + toxicodependência	14	9.3
Alcoólico + fumador	15	10.0
Abuso de drogas	5	3.3
Não viciado	79	52.7
Fumador	02	1.3

Total	150	100

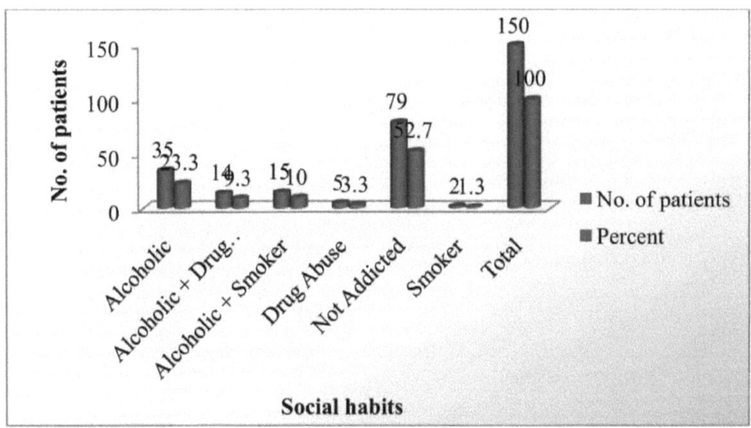

Fig. 5.6: Estatuto social do doente diabético

5.1.2. Diagnóstico

Dos 150 doentes com DM admitidos, 13 (8,7%) tinham apenas diabetes e os restantes tinham várias outras complicações, como mostra a Tabela 5.7.

Tabela 5.7: Vários diagnósticos de diabetes.

Diagnóstico	N.º de doentes (n=150)	Percentagem (%)
Pé diabético	07	4.7
Cetoacidose diabética	03	2.0
DMT2	13	8.7
DMT2 com bronquite alérgica	01	0.7
DM2 com doença arterial coronária	14	9.3
DMT2 com colestase	01	0.7

DMT2 com doença renal crónica	08	5.3
DMT2 com doença renal crónica e miopatia cardíaca	02	1.3
DMT2 com doença renal crónica e hepatite-C	02	1.3
DMT2 com doença hepática crónica com encefalopatia hepática	02	1.3
DMT2 com miopatia cardíaca	04	2.7
T2DM com pé diabético com candidíase oral	01	0.7
DMT2 com dengue e hepatite-C	01	0.7
T2DM com dengue e trombocitopenia	01	0.7
T2DM com hepatite-C	04	2.7
DMT2 com hepatite-C com cirrose e hipertensão portal	11	7.3
T2DM com hepatite-C e pé diabético	02	1.3
DM2 com hipertensão	14	9.3
DM2 com hipertensão e doença arterial coronária	10	6.7
DMT2 com hipertensão e doença renal crónica	11	7.3
DM2 com hipertensão, doença renal crónica e hipotiroidismo	03	2.0
DMT2 com hipertensão com hepatite -C com doença renal crónica	05	3.3
DM2 com doença cardíaca isquémica	01	0.7
DM2 com doença cardíaca isquémica e nefropatia diabética	01	0.7
Nefropatia diabética	12	8.0

DMT2 com polineuropatia com trombocitopenia	01	0.7
T2DM com pirexia	01	0.7
T2DM com triopatia	04	2.7
T2DM com infeção do trato urinário com cetoacidose diabética	01	0.7
DM2 com infeção do trato urinário com gastrite com doença cardíaca isquémica	01	0.7
T2DM com infeção do trato urinário com hipertensão com hepatite-C com encefalopatia hepática.	02	1.3
T2DM com infeção do trato urinário e nefropatia	03	2.0
T2DM com infeção do trato urinário com pielonefrite com septicemia com insuficiência renal aguda (COMP OF)	01	0.7
T2DM com infeção do trato urinário com tuberculose (INF)	01	0.7
T2DM com infeção do trato urinário com trombocitopenia (INF)	01	0.7
Total	**150**	**100**

5.1.3. Estado das complicações dos doentes diabéticos

Dos 150 doentes com DM admitidos, 13 (8,67%) doentes não tinham quaisquer complicações diabéticas e os restantes 137 (91,3%) doentes tinham várias complicações diabéticas. Entre eles, 24 (16%) doentes tinham complicações microvasculares, 43 (28,67%) doentes tinham complicações macrovasculares, 17 (11,33%) doentes tinham infecções, 5 (3,33%) doentes apresentavam complicações agudas e 48 (32%) doentes tinham combinações de complicações diabéticas. Os pormenores são apresentados na Tabela 5.8 e na Fig. 5.7.

Tabela 5.8 Estado das complicações diabéticas.

Complicações	**N.º de doentes (n=150)**	**Percentagem**
Sem complicações	13	8.67
Microvascular	24	16
Macrovascular	43	28.67
Infecções	17	11.33
Complicação aguda	5	3.33
Complicações das complicações	48	32
Total	**150**	**100**

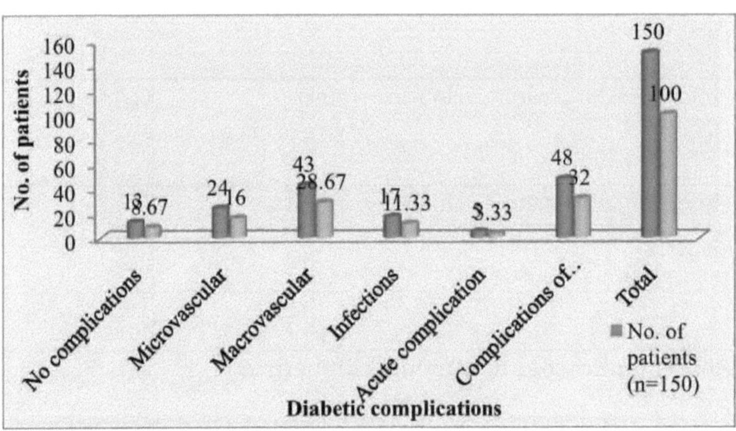

Fig. 5.7: Estado das complicações da diabetes

a. Complicações microvasculares

Havia um total de 24 pacientes com DM com complicações microvasculares. Dos 24 doentes com DM com complicações microvasculares, 20 (83,34%) tinham nefropatia e os restantes 04 (16,67%) doentes tinham uma combinação de complicações microvasculares. Os pormenores são apresentados na Tabela 5.9 e na Fig. 5.8

Tabela 5.9: Complicações microvasculares.

Complicações	N.º de doentes (n=150)	Percentagem
Nefropatia diabética	20	83.34
DM II com triopatia	04	16.67
Total	**24**	**100**

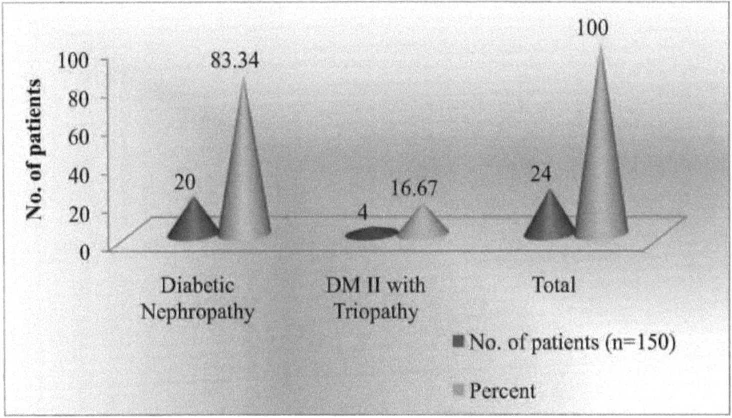

Fig. 5.8: Complicações microvasulares

b. Complicações macrovasculares

Havia um total de 43 pacientes com DM com complicações macro vasculares. Dos 43 doentes com complicações macrovasculares, 19 (44,18%) tinham complicações cardiovasculares, 10 (23,26%) tinham perturbações vasculares periféricas (DVP) com doença da artéria coronária e 14 (32,56%) tinham perturbações vasculares periféricas (DVP). Dados representados na Tabela 5.10 e na Fig. 5.9

Tabela 5.10 Complicações macrovasculares.

Complicações	N.º de doentes	Percentagem
Cardiovascular	19	44.18
PVD + CAD	10	23.26
PVD	14	32.56
Total	**43**	**100**

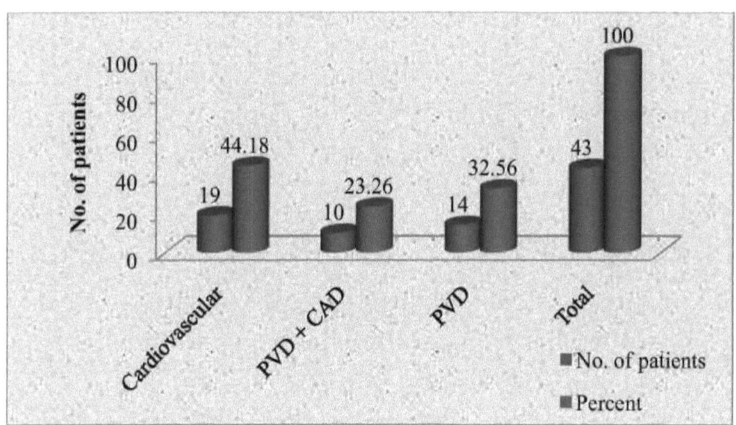

Fig 5.9 Complicações macrovasculares

c. Infecções

Um total de 17 doentes com DM teve infecções como complicações. Dos 17 doentes, 1 (5,88%) tinha infecções do trato urinário com tuberculose (TB), 7 (41,17%) tinha úlceras nos pés, 1 (16,8%) tinha úlceras nos pés com candidíase oral, 4 (23,52%) tinha hepatite C, 1 (5,88%) tinha pirexia e os restantes 3 (17,64%) tinham uma combinação de infecções. Os pormenores são apresentados na Tabela 5.11 e na Fig. 5.10.

Tabela 5.11: Estado das infecções em doentes diabéticos.

Infecções	N.º de doentes	Percentagem
Pé diabético	7	41.17
Pé diabético + Candidíase oral	1	5.88
Hepatite C	4	23.52
ITU + TB	1	5.89
Combinações de infecções	3	17.64
Pirexia	1	5.89
Total	**17**	**100**

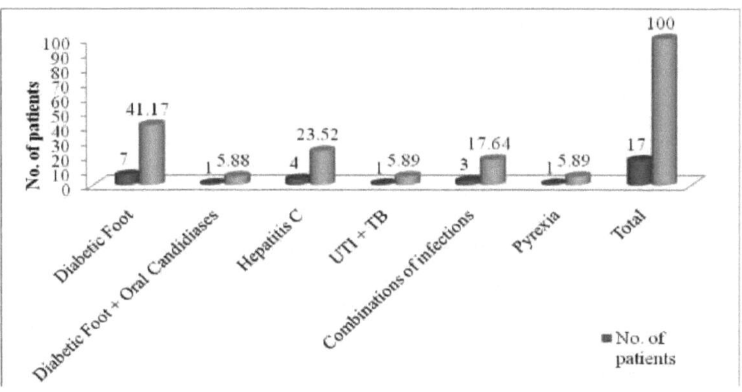

Fig. 5.10: Infecções nas complicações diabéticas *d. Complicações agudas em doentes diabéticos*

Apenas 05 casos apresentaram complicações agudas. Dos 5 casos, 3 (60%) eram de hipoglicemia, 1 (20%) de colestase e 1 (20%) de bronquite alérgica. Os pormenores são apresentados na Tabela 5.12 e na Fig. 5.1

Tabela 5.12: Complicações agudas em doentes diabéticos.

Complicações agudas	N.º de doentes	Percenta

		gem
Cetoacidose diabética	3	60
Colestase	1	20
Bronquite alérgica	1	20
Total	**5**	**100**

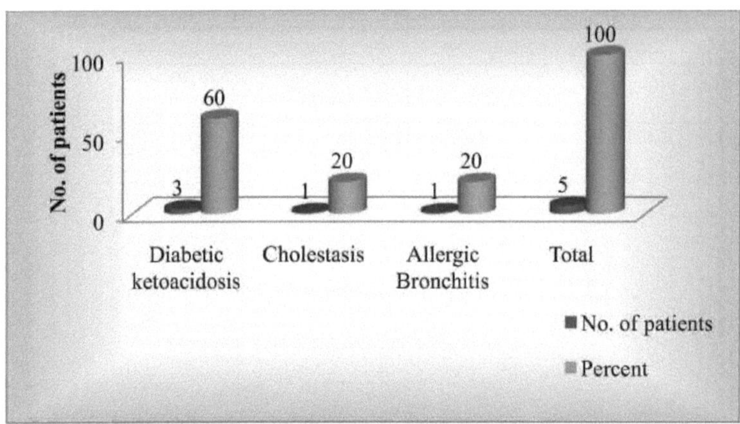

Fig. 5.11: Complicações agudas na DM

5.1.4 Estado das comorbilidades

Dos 150 doentes com DM admitidos, 137 (91,34%) tinham várias comorbilidades juntamente com a diabetes; os restantes 13 (8,67%) doentes não tinham qualquer comorbilidade. Entre os 137 doentes com DM com comorbilidades, 10 (6,67%) doentes tinham infecções, 1 (0,7%) doente tinha problemas respiratórios, 1 (0,7%) doente tinha problemas hematológicos, 1 (0,7%) tinha problemas gastrointestinais, 43 (28.67%) doentes tinham doenças cardiovasculares, 3 (2%) tinham doenças endócrinas, 18 (12%) tinham doenças hepáticas, 20 (13,34%) tinham doenças renais, 4 (2,62%) tinham triopatias e 36 (26,67%) doentes tinham mais do que uma comorbilidade.

Tabela 5.13: Comorbidades no DM.

Comorbilidades	**N.º de doentes**	**Percentagem**
Sem comorbilidades	13	8.67
Doenças cardiovasculares	43	28.67
Doença renal	20	13.34
Doença respiratória	01	0.7
Doença hematológica	01	0.7
Doença endócrina	03	02
Infecções	10	6.67
Distúrbios gastrointestinais	01	0.7
Doença hepática + infecções	02	1.4
Doença hepática + Doença hematológica	01	0.7
Doença hepática + Doença renal	02	1.4
Perturbações cardiovasculares + Perturbações renais	14	9.34
Doença hepática	18	12
Triopatia	04	2.67
Doença neurológica + Doença hematológica	01	0.7
Doença cardiovascular + Doença hepática + Doença renal	05	3.34
Doença cardiovascular + Doença endócrina + Doença renal	03	02
Infecções + Distúrbios gastrointestinais + Doenças cardiovasculares	01	0.7

Infecções + Doenças hepáticas + Doenças cardiovasculares	02	1.4
Infecções + Distúrbios renais	03	02
Infecções + Doença renal + Doença hematológica	01	0.7
Infecções + Doenças hematológicas	01	0.7
Total	**150**	**100**

5.1.5. Estado do nível de açúcar no sangue em jejum do doente diabético durante a admissão

Na avaliação do nível de FBS, a maioria dos doentes apresentava um valor de FBS entre 201-300 mg/dl, ou seja, 62 (41,3%) doentes e 10 (6,7%) doentes apresentavam um valor > 500mg/dl. A média e o desvio padrão foram de 292 ± 115,98. Os pormenores dos dados são apresentados na Tabela 5.14 e na Fig. 5.12

Tabela 5.14: Intervalo de FBS na admissão.

FBS na admissão	**N.º de doentes**	**Percentagem**
101-200mg/dl	19	12.7
201-300mg/dl	62	41.3
301-400mg/dl	46	30.7
401-500mg/dl	13	8.7
>500mg/dl	10	6.7
Total	**150**	**100.0**

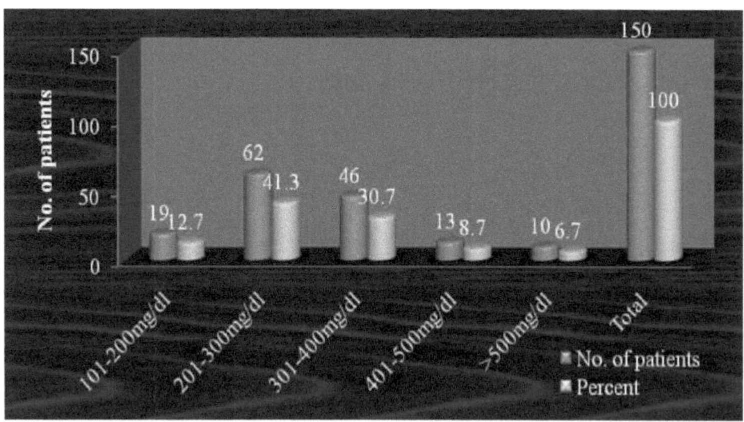

Fig. 5.12: Faixa de FBS na admissão

5.1.6. Estado das investigações laboratoriais dos doentes diabéticos

a. SGOT e SGPT

Dos 150 doentes admitidos, 98 (65,3%) tinham níveis normais de SGOT e 101 (67,3%) tinham níveis normais de SGPT e os restantes 52 (34,7%) e 49 (32,7%) tinham níveis anormais de SGOT e SGPT, respetivamente. A média e o desvio-padrão do SGOT foram de 57,59 ± 105,48. A média e o desvio-padrão foram de 51,4 ± 87,08. Os dados estão representados na Tabela 5.15.

Tabela 5.15: Estado das funções hepáticas em doentes diabéticos.

SGOT	**Frequência**	**Percentagem**
>35IU/L	52	34.7
0-35IU/L	98	65.3
Total	**150**	**100.0**
SGPT	**Frequência**	**Percentagem**
>35IU/L	49	32.7

0-35 UI/L	101	67.3
Total	**150**	**100**

b. Creatinina Sr.

Na avaliação de 150 doentes admitidos, 86 (57,3) tinham um nível normal de creatinina sr. e 64 (42,7%) tinham um nível anormal. A média e o desvio padrão foram de 2,62 ± 2,6. Os dados são apresentados na Tabela 5.16.

Tabela 5.16: Estado renal em doentes diabéticos.

Creatinina Sr.	**Frequência**	**Percentagem**
>1,3mg/dl	64	42.7
0,8- 1,3mg/dl	86	57.3
Total	**150**	**100.0**

c. Perfil lipídico

Na avaliação do perfil lipídico de 150 doentes, a maioria tinha um nível de CHL <200 mg/dl, ou seja, 93 (62%), a maioria tinha um nível de LDL entre 160-189 mg/dl, ou seja, 89 (59,3%). Além disso, 111 (74%) pacientes tinham >40 mg/dl e o máximo de pacientes tinha TG >150 mg/dl, ou seja, 80 (53,3%). Os dados estão representados na Tabela 5.17.

Tabela 5.17: Estado lipídico em doentes com diabetes.

CHL	**N.º de doentes (n=150)**	**Percentagem**
200- 239mg/dl	46	30.7
<200mg/dl	93	62.0
>240mg/dl	11	7.3
LDL		

100-129 mg/dl	04	2.7
130-159 mg/dl	49	32.7
160-189 mg/dl	89	59.3
>190mg/dl	04	2.7
HDL		
>40mg/dl	111	74.0
<40 mg/dl	39	26.0
TG		
150-199 mg/dl	54	36.0
<150mg/dl	80	53.3
200-499mg/dl	16	10.7

1.1.7. Escolha dos medicamentos antidiabéticos

Na avaliação do padrão de prescrição de medicamentos anti-diabéticos, dos 150 doentes com DM admitidos, 78 (52%) doentes estavam em monoterapia, seguidos de 42 (28%) doentes em duas combinações de medicamentos e 30 (20%) doentes em três combinações de medicamentos, o que está representado na Tabela 5.18 (Fig. 5.13).

Entre as monoterapias, a insulina é o fármaco mais prescrito em 72 (48%) doentes, seguido das (biguanidas) metformina 500 mg em 04 (2,67%) e metformina 1000 mg em 2 (1,34%), dados representados na Tabela 5.18 (Fig. 5.14).

Entre as duas combinações de medicamentos, a combinação Lupinsulina R + Met. 1000 mg (Insulina + Biguanidas) foi a combinação mais frequentemente prescrita em 8 (5,34%) doentes, seguida de Met. 1000 mg + Glimepride 2mg (Biguanidas + Sulfonilureias), ou seja, 6 (4%). Combinações de insulina em 05 (3,34%) pacientes. Insulina + DPP IV em 03(2%) pacientes e Huminsulina + Glipizida em

3(2%) pacientes. Outras duas combinações de medicamentos são mencionadas na Tabela 5.18 (Fig. 5.15).

Entre as três combinações de medicamentos, Lupinsulina R + Met. 1000mg + Glibenclamida foram prescritos a 6 (4%) doentes, seguidos de Lupinsulina + Met1000mg + Glipizida.

Huminsulina R + Met 500mg + Teneglíptina (Insulina + biguanidas + Inibidor DPP IV) em 3 (2%) doentes e Lupinsulina + Glimperide 2 mg + Pioglitazona 15mg (Insulina + Sulfonilureias +Glitazonas) em 3 (2%) doentes. As outras três combinações de medicamentos foram mencionadas no Quadro 5.18 (Fig. 5.16).

Tabela 5.18: Escolha de medicamentos anti-diabéticos.

Regimes	**N.º de pacientes**	**Percentagem**	***p*-*valor***
Monoterapia	**78**	**52**	
Insulina	72	48	0.000
Metformina 500mg	4	2.67	
Metformina 1000mg	2	1.34	
Combinação de dois medicamentos	42	28	
Insulina Glargina + Voglibose 0,3 mg	01	0.7	
Huminsulina R + Glipizida	03	02	
Huminsulina R + Huminsulina NPH	05	3.34	
Huminsulin R + Insulina Glargina	02	1.34	**0.01**
Lupinsulina R + Met 1000mg	08	5.34	
Lupinsulina R + Voglibose 0,3 mg	03	02	
Lupinsulina R + Teneglíptina	03	02	

Lupinsulina R + Pioglitazona 15mg	02	1.34	
Met 500mg + Glibenclamida 5mg	05	3.34	
Met 500mg + Gliclazida 80mg	03	02	
Met 500mg + Glimperide 2mg	01	0.7	
Met 1000mg + Huminsulina R	01	0.7	
Met 1000mg+Glimeprida	06	04	
Três combinações de medicamentos	**30**	**20**	
Huminsulin R + Met 500mg + Glimeperida	1	0.7	
2mg	3	0.2	
Huminsulina R + Met 500mg + Tenegliptina	01	0.7	**0.02**
Huminsulina R + Met 500mg + Vidagliptina	06	04	
50mg	03	02	
Lupinsulina R + Met 1000mg + Glibenclamida	04	3.3	
Lupinsulina R+ Met1000mg + Glimperide	03	02	
3mg	03	02	
Lupinsulina + Met1000mg + Glipizida	02	1.3	
Lupinsulina + Glimperide 2mg+Pioglitazona 15mg	02	1.3	
Lupinsulina+Met 2000mg+Glipizida	01	0.7	
Met 500mg +Glibenclamida 5mg +Voglibose0,3mg	**150**	**100**	
Met 1000mg + Glipizida + Tenegliptina			
Metformina 1000mg+Metformina 500mg+Glimperide 1mg			

Total			

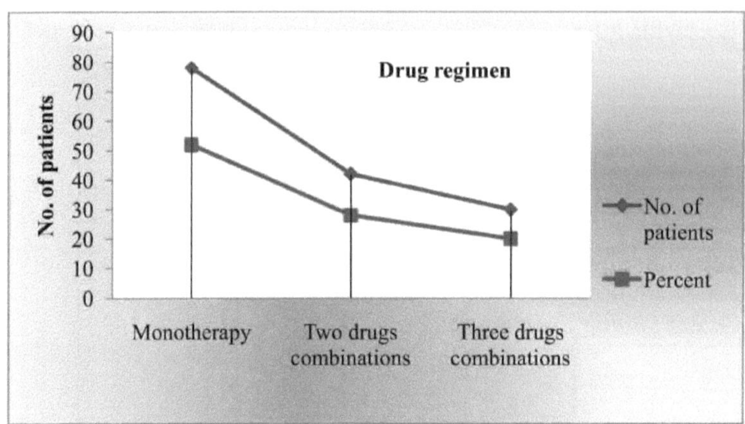

Fig. 5.13: Seleção de medicamentos antidiabéticos

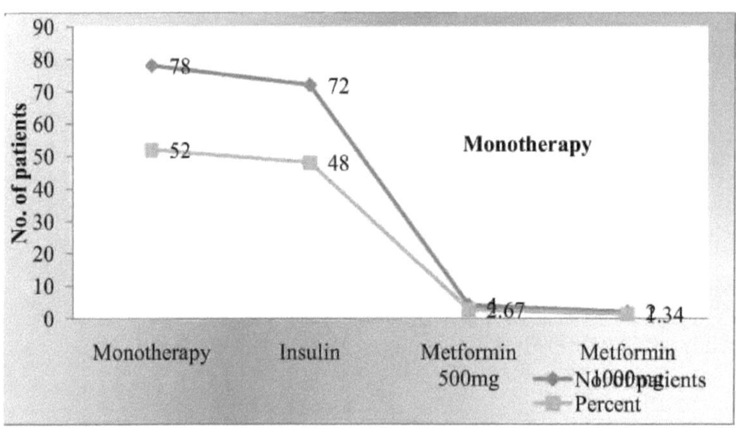

Fig. 5.14: Utilização de monoterapia em doentes diabéticos

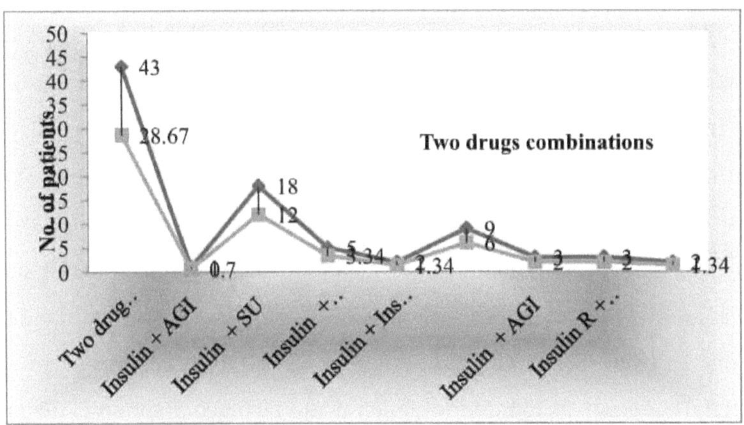

Fig. 5.15: Utilização de dois medicamentos em doentes diabéticos (AGI-Inibidores da alfa-glucosidase, SU- Sulfonilureias, Met-Metformina, Inibidores da DPP IV)

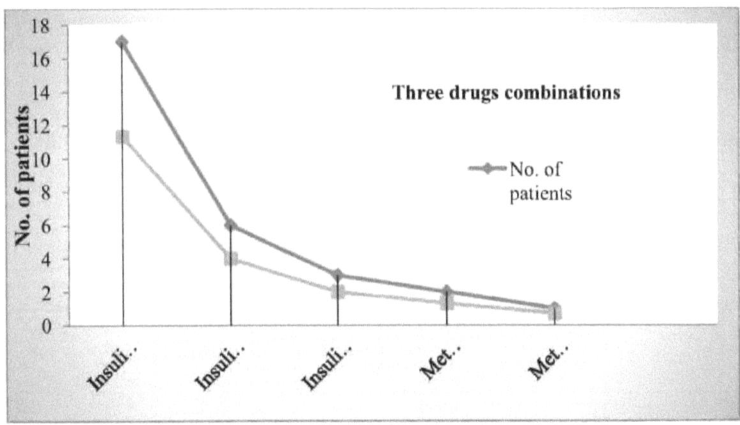

Fig. 5.16: Utilização de três combinações de medicamentos em doentes diabéticos (AGI-Inibidores da alfa-glucosidase, SU- Sulfonilureias, Met-Metformina, Inibidores DPP IV)

1.1.8. Padrão de utilização de medicamentos antidiabéticos individuais

Na avaliação das tendências de prescrição para cada classe de fármacos utilizada no tratamento da diabetes tipo 2, dos 150 doentes com DM, 130 (86,67%) receberam insulina, 42 (28%) receberam sulfonilureias, 57 (38%) receberam biguanidas, 6 (4%) receberam inibidores da alfa-glucosidase, 5 (3,34%) receberam glitazonas e 9 (6%) receberam inibidores da DPP IV. Dos 130 doentes que receberam insulina, 5 (3,34%) receberam uma mistura de insulina de ação curta e de ação intermédia (30/70), 115 (76,67%) receberam insulina de ação curta, 3 (2%) receberam insulina de ação longa e 5 (3,34%) receberam mixtard (50/50) e 2 (1,34) receberam insulina de ação curta + mixtard. Entre as sulfonilureias, a glimiprida foi prescrita em 15 (10%) doentes, seguida da glibenclamida em 13 (8,67%), da glipizida em 11 (7,34%) e da gliclazida em 3 (2%) doentes. Relativamente às biguanidas, apenas um fármaco disponível nesta classe, a metfomina, foi prescrito a 57 (38%) doentes e, entre estes, a metformina 1000mg foi prescrita a 34 (22,67%) doentes, a metformina 500mg a 20 (13,34%) doentes e a metformina 2000mg a 3 (2%) doentes. Entre os inibidores da alfaglucosidase, apenas a voglipbose foi prescrita a 6 (4%) doentes. Entre os que estavam a tomar glitazonas, 5 (3,34%) doentes receberam apenas pioglitazona e, entre os que estavam a tomar inibidores da DPP IV, a tenegliptina foi prescrita a 8 (5,34%) doentes, seguida da vidagliptina a 1 (0,7%) doente. Os dados estão representados na Tabela 5.19 e na Fig. 5.17.

Tabela 5.19: Padrão de utilização de cada medicamento antidiabético.

Drogas	**N.º de doentes**	**Percentagem**	***valor de p***
Insulina	**130**	**86.67**	
Ação curta	115	76.67	
Ação prolongada	3	2	
Mixtard	5	3.34	
Ação curta+Mixtard	2	1.34	
Ação curta + Ação intermédia	5	3.34	
Sulfonilureia	**42**	**28**	

Glibenclamida	13	8.67	0.02
Glimiprida	15	10	
Glipizida	11	7.34	
Gliclazida	3	2	
Biguanidas	**57**	**38**	
Metformina 500mg	20	13.34	
Metformina 1000mg	34	22.67	
Metformina 2000mg	3	2	
Inibidores da alfaglucosidase	6	4	
Voglibose			
Glitazonas	**5**	3.34	
Pioglitazonas			
Inibidores da DPP IV	**9**	6	
Vidagliptina	1	0.7	
Tenegliptina	8	5.34	

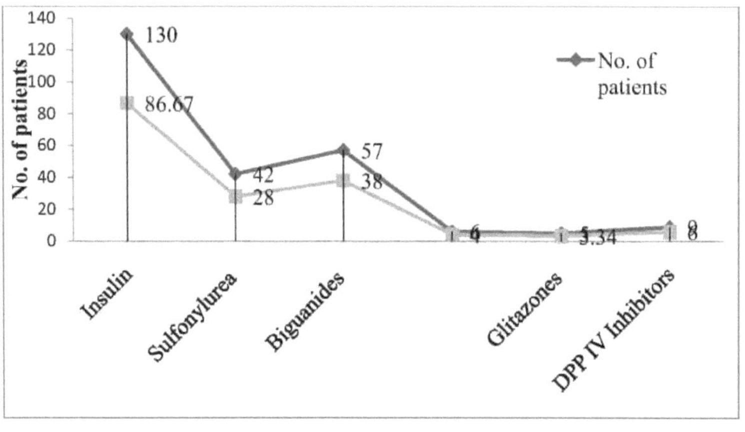

Fig. 5.17: Padrão de utilização de medicamentos antidiabéticos individuais

5.2. Padrão de prescrição de medicamentos anti-diabéticos em diferentes grupos etários

Dos 150 doentes admitidos, 4 (2,67%) tinham idade inferior a 30-40 anos, 33 (22%) tinham idade inferior a 41-50 anos, 55 (36,67%) tinham idade inferior a 51-60 anos, 48 (32%) tinham idade inferior a 61-70 anos e 10 (6,67%) tinham idade superior a 71 anos. No grupo etário entre os 30 e os 40 anos, 1 (0,7%) doente recebeu insulina, 2 (1,34%) receberam agentes hipoglicemiantes orais (OHA) e 1 (0,7%) recebeu insulina e OHA. Dos 33 (22%) doentes que se enquadram no grupo etário dos 41-50 anos, 18 (1,2%) receberam insulina, 7 (4,67%) receberam OHA e 1 (0,7%) recebeu insulina e OHA.

Para os doentes com idades compreendidas entre os 51 e os 60 anos, ou seja, 55 (36,67%) dos quais 26 (17,34%) receberam apenas insulina, 9 (6%) receberam apenas OHA e os restantes 20 (13,34%) receberam insulina e OHA. Os doentes com idades compreendidas entre os 61 e os 70 anos, dos 48 (32%) doentes, 27 (18%) receberam insulina, 8 (1,2%) receberam OHA e os restantes 13 (8,67%) receberam insulina e OHA. 10 (6,67%) pacientes com idade > 71 anos, 6 (4%) administraram apenas insulina, 1 (0,7%) recebeu OHA e 3 (2%) pacientes receberam insulina + OHA. Dados representados na Tabela 5.20 e na Fig. 5.18.

Tabela 5.20: Padrão de medicamentos anti-diabéticos em diferentes grupos etários.

Grupos etários	**N.º de doentes (%) A tomar insulina**	**N.º de doentes (%) Em OHA**	**N.º de doentes Em insulina + OHA**	*valor p*
30-40 anos	1(0.7)	2(1.34)	1(0.7)	
41-50 anos	18(1.2)	7 (4.67)	8(1.2)	0.001
51-60 anos	26(17.34)	9(6)	20(13.34)	

61-70 anos	27(18)	8(1.2)	13(8.67)	
>71 anos	6(4)	1(0.7)	3(2)	

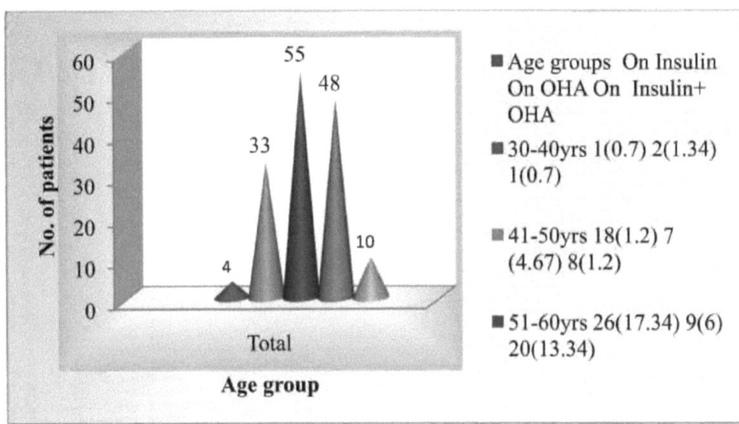

Fig. 5.18: Padrão de utilização de medicamentos anti-diabéticos em diferentes grupos etários.

5.3. Padrão de medicamentos anti-diabéticos com base no FBS

Dos 150 doentes admitidos, 19 (12,67%) tinham um nível de açúcar no sangue em jejum (FBS) de 100-200mg/dl, 62 (41,34%) tinham um nível de FBS de 201-300mg/dl, 46 (30,67%) tinham um nível de 301-400mg/dl, 13 (8,67%) tinham um nível de 401-500mg/dl e 10 (6,67%) tinham >501mg/.dl. Os dados estão representados na Tabela 5.21 e na Fig. 5.19. Aos 19 (12,67%) doentes cujo nível de FBS era de 100-200 mg/dl, a maioria, 4 (2,67%), prescreveu metformina 1000 mg + glimeprida 2 mg. Dos 62 (41,34%) doentes que tinham um nível de FBS de 201-300 mg/dl, a maioria recebeu insulina em 24 (16%) doentes. Dos 46 (30,67%) doentes que tinham um nível de 301-400 mg/dl, a insulina foi maioritariamente prescrita em 20 (13,34%). Dos 13 (8,67%) doentes que tinham um nível de FBS de 401500 mg/dl, a maioria recebeu insulina + metformina + tenegliptina em 5 (3,34%) doentes e aqueles cujo nível de FBS > 501 mg/dl, insulina + metformina + glimeperida + pioglitazonas foram maioritariamente prescritos em 6 (4%) doentes. Os pormenores são apresentados na Tabela 5.22 e na Fig. 5.20.

Tabela 5.21 Intervalo de FBS na admissão.

Intervalo de FBS	N.º de doentes (n=150)	Percentagem
101-200mg/dl	19	12.67
201-300mg/dl	62	41.34
301-400mg/dl	46	30.67
401-500mg/dl	13	8.67
>501mg/dl	10	6.67
Total	**150**	**100**

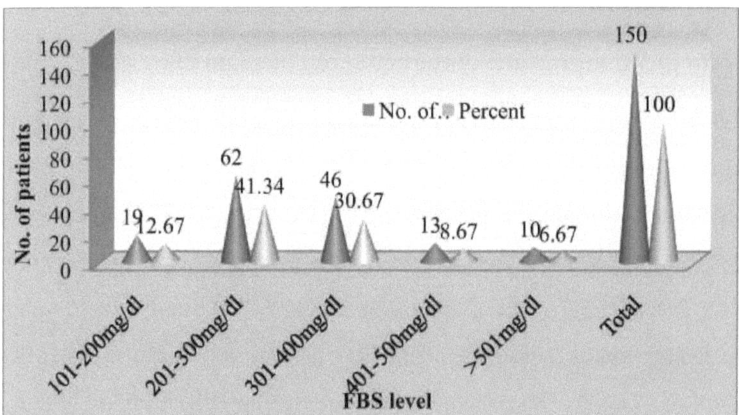

Fig. 5.19: Nível de FBS na admissão

Tabela 5.22. Medicamentos antidiabéticos prescritos com base no nível de FBS.

Nível de	Maioria dos medicamentos	N.º de	Percentagem	*p*

FBS	prescritos			
		pacientes(n=150)		*valor*
100-200 mg/dl	Met 1000mg + Glimeprida	19	12.67	0.001
201-300 mg/dl	Insulina	24	16	
301-400 mg/dl	Insulina + Met 1000mg	46	30.67	
401-500 mg/dl	Insulina + Met+ Teneglipina	5	3.34	
>501 mg/dl	Insulina + Met + Glimeprida + Pioglitazonas	4	2.67	

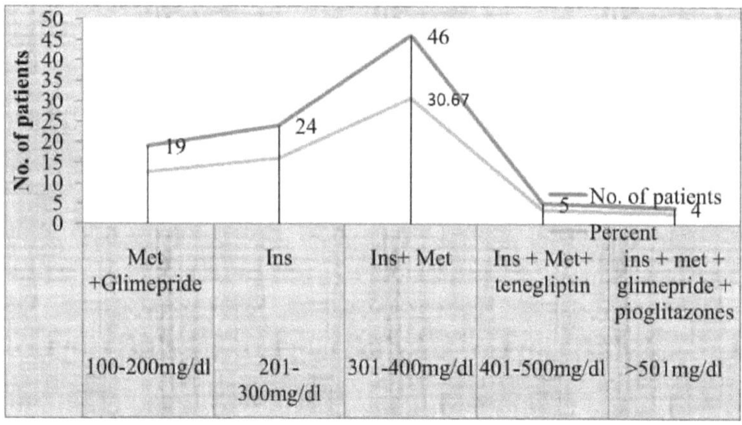

Fig. 5.20: Medicamentos antidiabéticos prescritos com base no nível de FBS

5.4. Padrão de agentes antimicrobianos prescritos em doentes diabéticos

Dos 150 doentes com DM II admitidos, a Cefoperazona 40 (26,7%) é a prescrição máxima, seguida da Amoxicilina e do clavanuato de potássio, 38 (25,3) doentes, depois da Pipperacilina e do Tazobactam, 23 (15,3%) doentes, e da Ceftriaxona, 22 (14,7%) doentes, estando os restantes pormenores representados no Quadro 5.23.

Tabela 5.23: Utilização de agentes anti-microbianos em doentes diabéticos.

Agentes antimicrobianos	**N.º de doentes (n=150)**	**Percentagem**
Amoxicilina + Pot. clavunate	38	25.3
Amoxicilina + Pot. clavunate + Ofloxacina + Ornidazol	01	0.7
Amoxicilina + Pot. clavunate + Pipperacilina + Tazobactam + Cefoperazona + Metronidazol + Linzeolida	01	0.7
Cefuroxima Aextil	01	0.7
Cefoperazona	40	26.7
Sulfato de cefpiroma	04	2.7
Ceftriaxona	22	14.7
Ceftriazona + Azitromicina	01	0.7
Clindamicina	01	0.7
Linzeólido	02	1.3
Meropenem	05	3.3
Meropenem + Metronidazol	03	2.0
Metronidazol	02	1.3
Metronidazol + Clindamicina + Linzeolida	01	0.7
Ofloxacina	01	0.7

Pipperacilina + Tazobactam	23	15.3
Pipperacilina + Tazobactam + Linzeolida + Metronidazol	02	1.3
Piperacilina + Tazobactum + Clindamicina	02	1.3
Total	**150**	**100.0**

5.5 Padrão de outros medicamentos prescritos a doentes diabéticos

Várias combinações de medicamentos prescritos, como mostra a Tabela 5.24.

Tabela 5.24: Combinações de medicamentos prescritos a doentes diabéticos.

Outros medicamentos	**N.º de doentes (n=150)**	**Percentagem**
Inibidor da ECA + Beta-bloqueador + Nitratos	01	0.7
Inibidor da ECA + agente hipolipemiante	01	0.7
Agente anticonvulsivo	01	0.7
Agente bloqueador beta	02	1.3
Agente bloqueador beta + antagonista da angiotensina II	02	1.3
Agentes bloqueadores beta + protectores hepáticos	02	1.3
Broncodilatador + agente antiplaquetário	01	0.7
Brochodializador + Nitratos + Inibidor da ECA	01	0.7
Caripril	01	0.7
Bloqueador dos canais de cálcio + redução dos lípidos	02	1.3

Agente + Agente antiplaquetário		
Eltroxina	02	1.3
Suplemento de ferro	01	0.7
Furosemida + Antiplaquetários	01	0.7
Furosemida+Bloqueador dos canais de cálcio+Antagonista da angiotensina II	01	0.7
Nitratos + Antiplaquetários	01	.07
Protectores hepáticos	06	4.0
Agente bloqueador beta + protectores hepáticos	12	8.0
Bloqueador do canal de cálcio + antagonista da angiotensina II	01	0.7
Furosemida	05	3.3
Furosemida +Anticonvulsivante	02	1.3
Furosemida + Broncodilatador	06	4.0
Furosemida + Gluconato de cálcio + Norepinefrina	01	0.7
Torsemida + Broncodializador + Medicamento anti-ansiedade	01	0.7
Torsemida + Broncodializador + Enoxaprina + Suplemento de ferro	01	0.7
Torsemida + protectores hepáticos	04	2.7
Torsemida + Protectores hepáticos + Eritropoeitina	01	0.7
Inibidor da bomba de protões+ Inibidor da ECA+	04	2.7

Nitratos+Bloqueador beta +Torsemida		
Agente hipolipemiante	01	0.7
Broncodilatador	01	0.7
Broncodilatador + Furosemida + Bloqueador B + Diurético poupador de potássio + Inibidor da ECA	02	1.3
Broncodilatador +Torsemida	04	2.7
Torsemida + inibidor da ECA + agente hipolipemiante + bloqueador dos canais de cálcio	03	2.0
Furosemida + agente hipolipemiante + agente antiplaquetário + broncodilatador + nitratos	08	5.3
Torsemida+Brocodilatador+Eritrpoeitina	07	4.7
Furosemida + Inibidor da ECA + Agente hipolipemiante + Suplemento de ferro + Eritropoeitina	02	1.3
Furosemida + inibidor da ECA + agente hipolipemiante + agente antiplaquetário + bloqueador dos canais de cálcio	05	3.3
Furosemida + Inibidor da ECA + Agente hipolipemiante + Agente antiplaquetário + Enoxaparina	08	5.3
Torsemida	02	1.3
Torsemida+Baixador de lípidos+Anti Plalelet+Broncodilatador+Inibidor da ECA	07	4.7

Agente hipolipemiante+Antiplaletamida	08	5.3
Agente hipolipemiante + Antiplaletet + Inibidor da ECA	03	2.0
Agente hipolipemiante + Antiplaletet + Inibidor da ECA + Agente bloqueador beta + Protetor hepático	06	4.0
Agente hipolipemiante+Agente antiplaquetário+Broncodilatador	09	6.0
Protectores hepáticos	01	0.7
Total	**150**	**100.0**

5.6. Estudo sobre o custo da doença:

Para o estudo do custo da doença, os doentes foram classificados em dois grupos: doentes diabéticos sem complicações e doentes diabéticos com complicações. No total, foram inscritos 100 indivíduos, dos quais 7 eram diabéticos sem complicações e 93 eram diabéticos com complicações.

5.6.1 . Dados demográficos dos doentes diabéticos

a) Distribuição dos doentes em função do género

Dos 7 doentes com DM sem qualquer complicação, 2 (28,57%) eram do sexo masculino e 5 (29,41%) do sexo feminino. Entre os 93 doentes com DM com complicações, 40 (43,01%) eram do sexo masculino e 53 (56,98%) do sexo feminino. Os dados estão representados na Tabela 5.25.

Tabela 5.25: Distribuição dos doentes em função do género.

Género	**DM sem complicações Número de pacientes (%)**	**DM com complicações Número de doentes (%)**	***valor de p***
Masculino	2(28.57)	40(43.01)	0.017

Feminino	5(29.41)	53(56.98)	
Total	**7(100)**	**93(100)**	

Qui-quadrado de Pearson =52,34, *p=0*,017, a probabilidade de ocorrência de complicações no sexo masculino é 3 vezes superior à do sexo feminino (odds ratio=3,0)

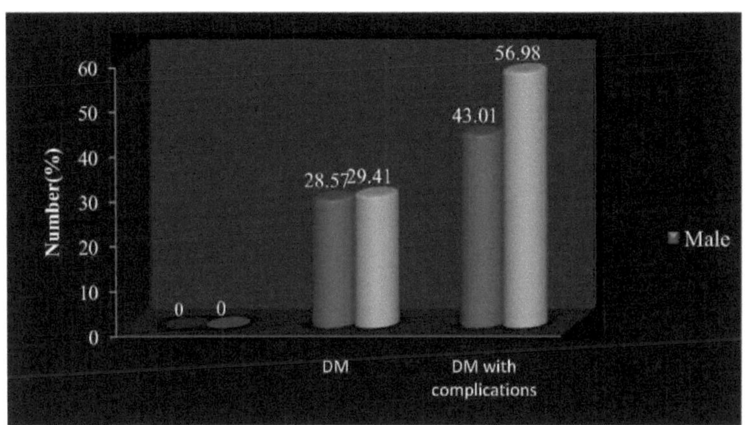

Fig. 5.21 Distribuição por género dos doentes diabéticos com e sem complicações.

b) Distribuição por grupos etários

Dos 7 pacientes com DM sem complicação, 1 (14,28%) estava na faixa etária entre 41-50 anos, 1 (14,28%) entre 51-60 anos, 4 (57,14%) entre 61-70 anos e 1 (14,28%) acima de 71 anos. Dos 93 doentes com DM sem complicações, 4 (4,3 %) tinham entre 30 e 40 anos, 16 (17,2%) tinham entre 41 e 50 anos, 37 (39,78%) tinham entre 51 e 60 anos, 30 (32,25%) tinham entre 61 e 70 anos e 6 (6,4%) tinham mais de 71 anos. Os dados estão representados na Tabela 5.26 (Fig.5.22).

Tabela 5.26: Distribuição por grupos etários dos doentes diabéticos com e sem complicações.

Faixa etária	DM sem complicações	DM com complicações

(anos)	Número de pacientes (%)	Número de doentes (%)
30-40	0	4(4.3)
41-50	1(14.28)	16(17.2)
51-60	1(14.28)	37(39.78)
61-70	4(57.14)	30(32.25)
>71	1(14.28)	6 (6.4)
Total	**7(100)**	**93(100)**

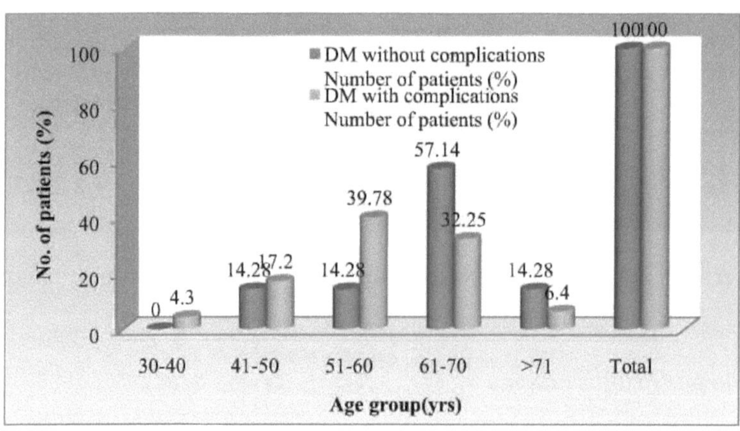

Fig. 5.22: Distribuição por grupos etários dos doentes diabéticos com e sem complicações

c) Grau de literacia dos doentes diabéticos

Na avaliação do nível de escolaridade dos doentes, dos 7 doentes com DM sem complicações, 3 (16,4%) eram analfabetos, 42 (36,2%) tinham o ensino primário, 35 (30,2%) tinham o ensino secundário, 7 (6,0%) tinham até 10+2 e 13 (11,2%) eram licenciados.

Entre os 116 doentes com DM com complicações, 26 (22,6%) eram analfabetos, 25 (21,7%) tinham completado o ensino primário, 41 (35,7%) tinham terminado o ensino secundário, 9 (7,8%) tinham terminado o 10+2 ou o diploma e 15 (13,1%) tinham terminado o curso superior. Os dados estão representados na Tabela 5.27.

Tabela 5.27: Nível de escolaridade dos doentes diabéticos.

Situação da literacia	**DM sem complicações Número de pacientes (%)**	**DM com complicações Número de doentes (%)**
Analfabeto	3	35
10	2	32
10+2/Diploma	2	21
Grau e superior	0	5
Total	**7**	**93**

d) Duração da história diabética :

Entre os 7 pacientes com DM sem complicações, 6 (85,71%) pacientes tinham menos de cinco anos de história de diabetes e 1 (14,28%) tinha mais de 10 anos de história de diabetes.

Dos 93 pacientes com DM com complicação, 54 (58,06%) tinham menos de cinco anos de história diabética, 21 (22,58%) pacientes tinham de 6 a 10 anos de história e 28 (30,1%) tinham mais de 10 anos de história diabética. Os dados estão representados na Tabela 5.28.

Tabela 5.28: Duração do historial de diabetes.

Ano de diagnóstico	**DM sem complicações Número de pacientes (%)**	**DM com complicações Número de doentes (%)**
< 5 anos	6 (85.71)	54(58.06)
6-10 anos	0	21(22.58)
>10 anos	1(14.28)	28(30.10)

Total	7(100)	93(100)

e) Tipos de medicamentos prescritos:

Na avaliação do tratamento da diabetes, dos 7 doentes sem complicações, 5 (71,4%) receberam apenas insulina e 2 (28,57%) receberam apenas hipoglicemiantes orais. Entre os 93 pacientes com DM com complicações, 41 (44,08%) receberam apenas insulina, 22 (23,6%) receberam AODs e 30 (32,25%) receberam insulina e AODs. Os dados estão representados na Tabela 5.29.

Tabela 5.29: Tipos de medicamentos prescritos.

Tipo de medicamento	DM sem complicações Número de pacientes (%)	DM com complicações Número de doentes (%)
Insulina	5 (71.4)	41(44.08)
Agentes hipoglicémicos orais	2 (28.57)	22 (23.6)
Insulina + agentes hipoglicémicos orais	0	30(32.25)
Total	**7(100)**	**93(100)**

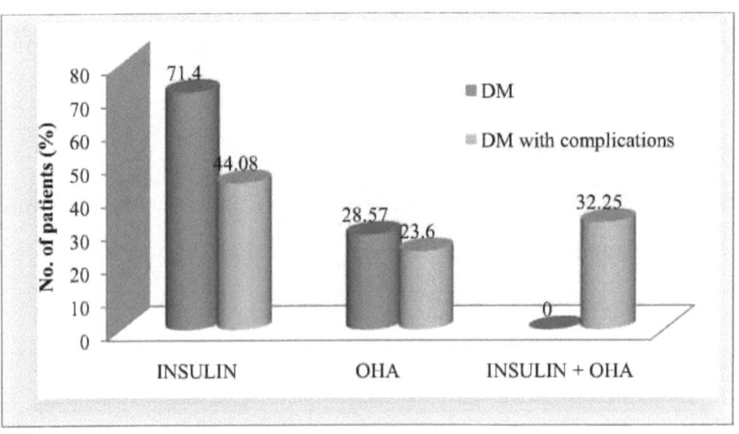

Fig. 5.23: Tipos de medicamentos prescritos

f) Complicações diabéticas

Entre os 100 doentes com DM com complicações, 10 (10%) tinham complicações microvasculares, 40 (40%) tinham complicações macrovasculares, 23 (23%) tinham infecções, 12 (12%) tinham complicações microvasculares e infecções, 8 (8%) tinham uma combinação de complicações micro e macrovasculares e 7 (7%) tinham uma combinação de complicações macrovasculares e infeção. Os dados estão representados na Tabela 5.30.

Tabela 5.30: Complicações diabéticas.

Complicações	Número de doentes (%)
Microvascular	10(10)
Macrovascular	40(40)
Infecções	23(23)
Micro + Infecções	'12(12)
Micro + Macro	8(8)
Macro + Infecções	7(7)
Total	**100**

5.6.2 Custo da doença

1. Custo direto:

a) Custo anual da insulina, AOD e insulina e AOD por doente

O custo anual da terapêutica por doente, que está a tomar insulina isoladamente, AOD isoladamente e insulina com combinação de AOD em ambos os grupos, é apresentado na Tabela 5.31. Os doentes que estavam a tomar insulina tiveram de gastar 2,8 vezes mais e os doentes que estavam a tomar insulina mais AODs tiveram de gastar 4,3 vezes mais do que os doentes que estavam a tomar apenas AODs

Tabela 5.31: Custo anual da insulina, dos AODs e da insulina mais AODs por

doente.

Custo dos medicamentos (em rupias)	**DM sem complicações Mediana (IQR)**	**DM com complicação Mediana (IQR)**	**Custo médio do medicamento para a diabetes por doente e por mês Mediana (IQR)**	**Custo médio do medicamento para a diabetes por doente e por ano Mediana (IQR)**
Insulina	140(140)	140(10)	560(40)	6,720(480)
APDs	60(120)	80(100)	320(400)	3,840(4,800)
Insulina +ODAs	180(60)	220(130)	880(520)	10,560(6,240)

b) Custo das despesas totais com medicamentos

Custo da medicação total dos doentes diabéticos com e sem complicações na Tabela 5.32.

Tabela 5.32: Custo total das despesas com medicamentos.

Custo das despesas totais com medicamentos	**DM com complicação Mediana (IQR)**	**DM sem complicações Mediana (IQR)**
Em Rs	890(287)	750(1207)

c) Custo da intervenção por doente

Dos 100 doentes diabéticos com complicações, 50 (50%) foram submetidos a diálise. O custo envolvido por doente, por mês e por ano, é mencionado na Tabela 5.33.

5.33: Custo da intervenção por paciente.

Tipo de	**N.º de doentes**	**Custo por doente Em**	**Custo anual da intervenção**

intervenção	(%)	Rs	por doente (Rs)
Diálise	50 (50)	6 000 por mês	18,000

CAPÍTULO 6
DEBATE

Verificou-se que a diabetes mellitus tipo 2 era mais prevalente (36,7%) no grupo etário dos 51 - 60 anos, uma vez que o envelhecimento provoca um aumento da prevalência da diabetes e da intolerância aos hidratos de carbono nos idosos devido à diminuição associada da secreção de insulina em resposta à carga de glucose, bem como ao aumento da resistência à insulina nos tecidos periféricos [Meneilly GS et., 1996]. Além disso, a sensibilidade à insulina também diminui com o aumento da idade e da obesidade [Rizvi AA 2007]. Um estudo efectuado em Espanha revelou uma idade média mais elevada, 60,5 ± 12,8 anos, nos doentes com diabetes tipo 2.

Verificou-se também que a DM era mais prevalente (23,3%) na distribuição do peso entre 71 e 75 kg. As pessoas com excesso de peso ou obesidade têm uma pressão acrescida sobre a capacidade do seu corpo de utilizar a insulina para controlar corretamente os níveis de açúcar no sangue, pelo que têm maior probabilidade de desenvolver diabetes. Destes 150 doentes que sofrem de diabetes mellitus de tipo 2, foram seleccionados mais de metade (n = 81, 54%) dos doentes eram do sexo feminino em comparação com os do sexo masculino (n = 69, 46%). As outras razões podem dever-se à falta de atividade física, a alterações do estilo de vida, a hábitos alimentares e ao stress. Um estudo conduzido por M. S. Alam *et al* (2014) relatou o mesmo. A associação familiar com diabetes tipo 2 foi observada em 74 (49,3%) dos pacientes.

Ao avaliar a duração da história da diabetes, 69 (46%) doentes tinham uma história de menos de 5 anos, enquanto 43 (28,7%) doentes tinham uma duração de mais de 10 anos de diabetes. Ao avaliar os hábitos sociais, 71 (43,3%) doentes eram toxicodependentes e, destes, a maioria 35 (23,3%) eram alcoólicos, seguidos de 15 (10%) doentes eram simultaneamente alcoólicos e fumadores e 2 (0,7%) doentes eram apenas toxicodependentes.

Na avaliação do diagnóstico, apenas 13 (8,7%) doentes tinham apenas diabetes e os restantes 137 (91,4%) doentes tinham diabetes com outras complicações. Dos 137 doentes com complicações diabéticas, 24 (16%) doentes tinham complicações microvasculares, sendo que a maioria tinha nefropatia diabética, ou seja, 20 (83,4%) doentes. 43 (28,67%) doentes tinham complicações microvasculares e, nesse caso, a maioria dos 19 (44,1%) doentes sofria de doença cardiovascular. 17 (11,3%) doentes tinham infecções e 7 (41,17%) tinham pé diabético e apenas 5 (3,34%) doentes tinham complicações agudas e mais de metade tinha cetoacidose diabética, ou seja, 30 (60%). Ao avaliar o estado das condições de co-morbilidade, 43 (28,6%) doentes tinham doenças cardiovasculares.

A maioria dos doentes apresentava um valor de FBS entre 201-300 mg/dl, ou seja, 62 (41,3%) doentes e 10 (6,7%) doentes apresentavam um valor > 500mg/dl.

Outros exames laboratoriais. As investigações incluem o estado das funções hepáticas, ou seja, os níveis de SGOT e SGPT. Dos 150 doentes, 98 (65,3%) tinham um nível normal de SGOT e 101 (67,3%) tinham um nível normal de SGPT. O estado da função renal inclui o nível de creatinina sr. em que mais de metade dos doentes tinha um intervalo normal, ou seja, 86 (57,3%) e para o perfil lipídico tinha um nível de CHL superior a 200 mg/dl, ou seja, 93 (62%), a maioria tinha um nível de LDL entre 160-189 mg/dl, ou seja, 89 (59,3%). Além disso, 111 (74%) doentes tinham mais de 40 mg/dl e o máximo de doentes tinha TG mais de 150 mg/dl, ou seja, 80 (53,3%).

Durante o período do estudo, dos 150 pacientes com DM admitidos, 78 (52%) pacientes estavam em monoterapia, seguidos por 42 (28%) pacientes em duas combinações de medicamentos e 30 (20%) pacientes em três combinações de medicamentos. Entre as monoterapias, a insulina é o fármaco mais prescrito em 72 (48%) doentes, seguida das (biguanidas) metformina 500 mg em 04 (2,67%) e metformina 1000 mg em 2 (1,34%), com um *valor de p de* 0,00. Uma vez que a diabetes mellitus tipo 2 é uma doença metabólica progressiva, difícil de controlar, os médicos podem ter prescrito mais medicamentos combinados para controlar o nível de glicose no sangue nos doentes com diabetes tipo 2. Mas, ao mesmo tempo, pode criar problemas sob a forma de duplicação de medicamentos, hipóteses de interação medicamentosa e reacções adversas a medicamentos.

Um estudo relatou uma melhoria do controlo glicémico após a adição de sulfonilureias à metformina, mas a deterioração recomeça logo aos 6 meses [Cook, M.N *et al.*, 2005]. Recomenda-se que apenas sejam prescritos produtos de combinação de dose fixa aprovados pela OMS. Para uma utilização racional dos medicamentos, recomenda-se também a utilização de um formulário hospitalar aprovado por uma comissão de farmácia e terapêutica (PTC) competente. Além disso, as modificações do estilo de vida, incluindo a modificação da dieta, a atividade física regular e a redução do peso, são indicadas para a prevenção da diabetes tipo 2 [Laakso, M *et al.*, 1997].

Entre as duas combinações de medicamentos, a combinação Lupinsulina R + Met. 1000mg (Insulina + Biguanidas) foi a mais frequentemente prescrita em 8 (5,34%) doentes, seguida de metformina 1000 mg + glimeprida 2mg (biguanidas + sulfonilureias), ou seja, 6 (4%) e *p-value* 0,01.

Entre as três combinações de medicamentos, a lupinsulina R + metformina 1000 mg + glibenclamida foi prescrita a 6 (4%) doentes, seguida de lupinsulina + metformina 1000 mg + glipizida. A lupinsulina R + metformina 500 mg + tenegliptina (insulina + biguanidas + inibidor da DPP IV) em 3 (2%) doentes e a lupinsulina + glimperida 2 mg + pioglitazona 15 mg (insulina + sulfonilureias + glitazonas) em 3 (2%) doentes e *o valor de p* é de 0,02.

Na avaliação das tendências de prescrição para cada classe de medicamentos utilizada no tratamento da diabetes tipo 2, dos 150 doentes com DM, o consumo de insulina foi elevado (86,67%), seguido das biguanidas (38%) e das sulfonilureias (28%).

Das *et al.* referiram as biguanidas (24,5%) e as sulfonilureias (19,9%) como os

ACO mais frequentemente prescritos [Das P *et al.*, 2011]. Desai *et al. relataram* que a proporção de pacientes recém-diagnosticados inicialmente tratados com metformina aumentou de 51% para 65%, enquanto os que receberam sulfonilureias diminuíram de 26% para 18% [Desai N.R. *et al.*, 2012]. Boccuzzi *et al.* registaram um consumo de sulfonilureias de 66,4% e de metformina de 24,3% [Boccuzzi S.J *et al.*, 2001].

Um estudo realizado em Taiwan referiu que as sulfonilureias são a classe de medicamentos mais frequentemente prescrita, seguidas das biguanidas [Chiang, C.W *et al.*, 2003].

Dos 130 doentes que receberam insulina, a mais de metade (76,67%) foi prescrita insulina de ação curta, a 5 (3,34%) doentes foi prescrita uma mistura de insulina de ação curta e intermédia (30/70), a 3 (2%) foi prescrita insulina de ação longa e a 5 (3,34%) doentes foi prescrita uma mistura (50/50) e a 2 (1,34) doentes foi prescrita insulina de ação curta + mistura. Entre as sulfonilureias, a glimiprida foi prescrita em 15 (10%) doentes, seguida da glibenclamida em 13 (8,67%), da glipizida em 11 (7,34%) e da gliclazida em 3 (2%) doentes. Relativamente às biguanidas, apenas um fármaco disponível nesta classe, a metfomina, foi prescrito a 57 (38%) doentes e, entre estes, a metformina 1000 mg foi prescrita a 34 (22,67%) doentes, a metformina 500 mg a 20 (13,34%) doentes e a metformina 2000 mg a 3 (2%) doentes. Entre os inibidores da alfaglucosidase, apenas a voglipbose foi prescrita a 6 (4%) doentes. Entre os que estavam a tomar glitazonas, 5 (3,34%) doentes receberam apenas pioglitazona e, entre os que estavam a tomar inibidores da DPP IV, a tenegliptina foi prescrita a 8 (5,34%) doentes, seguida da vidagliptina a 1 (0,7%).

O padrão de prescrição de medicamentos antidiabéticos em diferentes grupos etários, a insulina foi maioritariamente prescrita entre os grupos etários de 61-70 anos (18%), os OHAs foram prescritos no máximo entre os grupos etários de 51-60 anos e a combinação de insulina e OHAs foi prescrita no máximo nos grupos etários entre 51-60 anos (*o valor de p* foi de 0,001).

Avaliação dos medicamentos antidiabéticos prescritos com base no nível de FBS: aos 19 (12,67%) doentes cujo nível de FBS era de 100-200 mg/dl, a maioria dos 4 (2,67%) doentes tinha prescrito metformina 1000 mg + glimeprida 2 mg. Dos 62 (41,34%) doentes que tinham um nível de FBS de 201-300 mg/dl, a maioria recebeu insulina em 24 (16%) doentes. Dos 46 (30,67%) doentes que tinham um nível de 301-400 mg/dl, a insulina foi maioritariamente prescrita em 20 (13,34%). Dos 13 (8,67%) doentes que tinham um nível de FBS 401-500 mg/dl, a maioria tinha recebido insulina + metformina + tenegliptina em 5 (3,34%) doentes e aqueles cujo nível de FBS > 501 mg/dl, insulina + metformina + glimeperida + pioglitazonas foram maioritariamente prescritos em 6 (4%) doentes (*valor de p* 0,001).

Padrão de prescrição de agentes anti-microbianos em doentes diabéticos, em que a cefoperazona foi prescrita no máximo (26,7%), seguida de amoxicilina e pot. Clavunate (25,35%) e piperacilina tazobactum (15,3%).

Na avaliação farmacoeconómica, dos 150 doentes, 100 foram incluídos no estudo e categorizaram os doentes com base nas complicações, ou seja, doentes sem complicações diabéticas (4,6%) e doentes com complicações diabéticas (62%). Nessa avaliação demográfica, verificou-se que, em ambas as categorias, o sexo feminino era mais propenso à doença *(p-value* 0,017) e que a maioria dos doentes, ou seja, 93, tinha complicações diabéticas.

Na avaliação do nível de escolaridade dos doentes, dos 7 doentes com DM sem complicações, 3 (16,4%) eram analfabetos, 42 (36,2%) tinham o ensino primário, 35 (30,2%) tinham o ensino secundário, 7 (6,0%) tinham até 10+2 e 13 (11,2%) eram licenciados.

Entre os 116 doentes com DM com complicações, 26 (22,6%) eram analfabetos, 25 (21,7%) tinham completado o ensino primário, 41 (35,7%) tinham terminado o ensino secundário, 9 (7,8%) tinham terminado o 10+2 ou o ensino superior e 15 (13,1%) tinham terminado os cursos superiores. Dos 7 pacientes com DM sem complicações, 6 (85,71%) tinham menos de 5 anos de história de diabetes e 1 (14,28%) tinha mais de 10 anos de história de diabetes. Nos 93 pacientes com DM com complicações, 54 (58,06%) tinham menos de cinco anos de história de diabetes, 21 (22,58%) pacientes tinham 6-10 anos de história e 28 (30,1%) tinham mais de 10 anos de história de diabetes. Na avaliação do tratamento da diabetes, dos 7 doentes sem complicações, 5 (71,4%) receberam apenas insulina e 2 (28,57%) receberam apenas hipoglicemiante oral. Entre os 93 pacientes com DM com complicações, 41 (44,08%) receberam insulina isolada, 22 (23,6%) receberam AODs e 30 (32,25%) receberam insulina e AODs.

O custo da medicação total dos doentes diabéticos com e sem complicações foi de INR 890 e 750, respetivamente. Dos 100 doentes diabéticos com complicações, 50 (50%) foram submetidos a diálise, pelo que o custo por doente foi de INR 6000 por mês e o custo anual da intervenção por doente foi de INR 18 000.

CAPÍTULO 7

CONCLUSÕES

O presente estudo ajuda a descobrir o atual padrão de prescrição de medicamentos orais para diabéticos com diferentes co-morbilidades no que diz respeito ao diagnóstico, ao custo do tratamento e também realça a necessidade de uma gestão abrangente dos doentes diabéticos, incluindo alterações do estilo de vida, controlo dietético, agentes hipoglicemiantes, prevenção cardiovascular, tratamento de complicações e co-morbilidades. Por conseguinte, através dos actuais padrões de prescrição, podem ser feitas tentativas para melhorar a qualidade e a eficiência da terapia medicamentosa. Assim, no futuro, a melhoria dos conhecimentos dos doentes relativamente à terapêutica medicamentosa, à dose e à frequência talvez venha a melhorar a qualidade de vida dos doentes diabéticos de tipo II.

BIBLIOGRAFIA

Abel ED, Peroni O, Kim JK, Kim YB, Boss O, Hadro E, Minnemann T, Shulman GI e Kahn BB. Adipose-selective targeting of the GLUT-4 gene impairs insulin action in muscle and liver. Nature.2001;409(6821):729-33.

Aguirre A, López-Alvarenga JC, Zarinân T, Olivares A, Gonzailez-Barranco J e Veldhuis JD, Poorly controlled type I diabetes mellitus in young men selectively suppresses luteinizing hormone secretory burst mass. The Journal of Clinical Endocrinology & Metabolism.2002;87(12):5507- 15.

Aguirre V, Uchida T, Yenush L, Davis R e White MF. The c-Jun NH2-terminal kinase promotes insulin resistance during association with insulin recetor substrate-1 and phosphorylation of Serine. Journal of Biological Chemistry. 2000;275(12):9047-54.

Ahmad N, Feyes DK, Agarwal R, Mukhtar H e Nieminen AL. O constituinte do chá verde epigalocatequina-3-galato e a indução de apoptose e paragem do ciclo celular em células de carcinoma humano. Journal of the National Cancer Institute.1997;89(24):1881-6.

Ahmed AM. História da diabetes mellitus. Saudi Medical Journal.2002;23(4):373-8.

Aiello LP, Gardner TW e King GL. Retinopatia diabética. Diabetes Care.1998; 21:143-56.

Al Homsi MF e Lukic ML. An Update on the pathogenesis of Diabetes Mellitus. Departamento de Patologia e Microbiologia Médica (Unidade de Imunologia) Faculdade de Medicina e Ciências da Saúde, Universidade dos EAU, Al Ain, Emirados Árabes Unidos.1992;16:124-36.

Alam MS, Aqil M, Qadry SA, Kapur P e Pillai KK. Utilization pattern of oral hypoglycemic agents for diabetes mellitus type 2 patients attending out-patient department at a University hospital in New Delhi. Pharmacology & Pharmacy. 2014;5(7):636-56.

Alex SM, Devi U, Bs S, Smitha S, Kn J e Menon AS. Padrão de utilização de medicamentos antidiabéticos entre pacientes ambulatoriais diabéticos em um hospital terciário. Asian Journal of Pharmaceutical and Clinical Research.2015;8(2):34-40.

Associação Americana de Diabetes. Nefropatia diabética. Declaração de posição. Diabetes Care.1998; 21(1):S50-S53.

Associação Americana de Diabetes. Diagnóstico e classificação da diabetes mellitus. Diabetes Care.2012;35(1):64-71.

Associação Americana de Diabetes. Diagnóstico e classificação da diabetes mellitus. Diabetes Care 2014;37(1):S81-S90.

Associação Americana de Diabetes. Padrões de cuidados médicos em diabetes-2016. Diabetes Care.2016;39(1):S1-S106

Araki E, Lipes MA, Patti ME, Bruning JC, Haag B III e Johnson RS. Via alternativa de sinalização da insulina em ratinhos com perturbação específica do gene IRS-1. Nature.1994;372:186-190.

Araki E, Lipes MA, Patti ME, Brüning JC, Haag B, Johnson RS, Kahn CR. Via alternativa de sinalização da insulina em ratinhos com perturbação específica do gene IRS-1.Nature.1994;372(6502):186-90.

Aronoff S, Rosenblatt S, Braithwaite S, Egan JW, Mathisen AL, Schneider RL. Pioglitazone hydrochloride monotherapy improves glycemic control in the treatment of patients with type 2 diabetes: a 6- month randomized placebo-controlled dose-response study. O Grupo de Estudo da Pioglitazona. Diabetes Care.2000;23(11):1605-11.

Asano T, Fujishiro M, Kushiyama A, Nakatsu Y, Yoneda M e Kamata H. Papel da ativação da fosfatidilinositol 3-quinase na ação da insulina e sua alteração em condições diabéticas. Biological & Pharmaceutical Bulletin.2007;30:1610-1616.

Asano Y , Hayashino Y, Fukuhara S, Akiba T, Akizawa T, Saito A, Bragg-Gresham JL, Ramirez SP, Port FK e Kurokawa K. Diabetes, controlo glicémico e risco de mortalidade em doentes em hemodiálise: o Japan Dialysis Outcomes and Practice Pattern Study. Diabetologia.2007;50(6):1170-7.

Balducci S, Alessi E, Cardelli P, Cavallo S, Fallucca F e Pugliese G. Effects of different modes of exercise training on glucose control and risk factors for complications in type 2 diabetic patients: a meta-analysis: response to Snowling and Hopkins. Diabetes Care.2007;30:25-30.

Balducci S, Zanuso S e Nicolucci A. Efeito de uma estratégia de intervenção de exercício intensivo nos factores de risco cardiovascular modificáveis em indivíduos com diabetes mellitus tipo 2: um ensaio controlado aleatório: o Estudo Italiano sobre Diabetes e Exercício (IDES). Archives of Internal Medicine.2010;170:1794-1803.

Bandyopadhyay D, Kusari A, Kenner KA, Liu F, Chernoff J e Gustafson TA. Protein-tyrosine phosphatase 1B complexes with the insulin recetor in vivo and is tyrosine-phosphorylated in the presence of insulin. Journal of Biological Chemistry.1997a;272:1639-1645.

Bandyopadhyay G, Standaert ML, Galloway L, Moscat J e Farese RV. Evidence for involvement of protein kinase C (PKC)-zeta and noninvolvement of diacylglycerol-sensitive PKCs in insulin- stimulated glucose transport in L6 myotubes. Endocrinology.1997b;138:4721-4731.

Beckman JA, Creager MA e Libby P. Diabetes and atherosclerosis: epidemiology, pathophysiology, and management. JAMA.2002;287(19):2570-81.

Belfort R, Mandarino L, Kashyap S, Wirfel K, Pratipanawatr T e Berria R. Dose response effect of elevated plasma free fatty acid on insulin signaling. Diabetes.2005;54:1640-1648.

Bergman U. The history of the Drug Utilization Research Group in Europe (A história do Grupo de Investigação sobre a Utilização de Medicamentos na Europa). Pharmacoepidemioly Drug Safety.2006;15(2):95-98.

Bjornholm M e Zierath JR. Insulin signal transduction in human skeletal muscle: identifying the defects in type II diabetes. Biochemical Society Transactions.2005;33:354-357.

Blaak EE, van Aggel-Leijssen DP, Wagenmakers AJ, Saris WH e van Baak MA Impaired oxidation of plasma-derived fatty acids in type 2 diabetic subjects during moderate-intensity exercise. Diabetes.2000a;49:2102-2107.

Blaak EE, Wagenmakers AJ, Glatz JF, Wolffenbuttel BH, Kemerink GJ e Langenberg CJ. Plasma FFA utilization and fatty acid-binding protein content are decreased in type 2 diabetic muscle. American Journal of Physiology. Endocrinology and Metabolism.2000b;279:E146-E154.

Boccuzzi SJ, Wogen J, Fox J, Sung JCY, Shah AB e Kim J. Utilização de agentes hipoglicémicos orais numa população norte-americana segurada por medicamentos. Diabetes Care.2001; 24:1411-1415.

Boden G. Free fatty acids, insulin resistance, and type 2 diabetes mellitus (Ácidos gordos livres, resistência à insulina e diabetes mellitus tipo 2). Actas da Associação de Médicos Americanos.1999;111(3):241-8.

Boyle PJ. Diabetes mellitus e doença macrovascular: mecanismos e mediadores. The American Journal of Medicine.2007;120(9):S12-7.

Brown A.F, Gregg E.W, Stevens M.R., Karter A.J, Weinberger M, Safford, M.M. Race, ethnicity, socioeconomic position, and quality of care for adults with diabetes enrolled in managed care: The Translating Research into Action for Diabetes (TRIAD) Study. Diabetes Care.2005;28:2864- 2870.

Buse JB, Ginsberg HN, Bakris GL, Clark NG, Costa F e Eckel R. Primary prevention of cardiovascular diseases in people with diabetes mellitus: a scientific statement from the American Heart Association and the American Diabetes Association. Diabetes Care.2007;30:162-172

Calcutt NA. Mecanismos potenciais da dor neuropática na diabetes. International Review of Neurobiology.2002;50:205-28.

Chan TYK, Lee KKC, Chan AWK e Critchley JAJH. Utilização de fármacos antidiabéticos em Hong Kong: relação com a ocorrência comum de hipoglicemia induzida por fármacos antidiabéticos entre as admissões médicas agudas e a prevalência relativa de NIDDM. International Journal of Clinical Pharmacology and Therapeutics.1996;34(1):43-46.

Chiang CW, Chiu HF, Chen CY, Wu HL e Yang CY. Trends in the use of oral antidiabetic drugs by outpatients in Taiwan: 1997-2003. Journal of Clinical Pharmacy and Therapeutics.2006;31(1):73-82.

Chiasson JL, Josse RG, Hunt JA, Palmason C, Rodger NW, Ross SA, Ryan EA, Tan MH, Wolever TM. The efficacy of acarbose in the treatment of patients with non-insulin-dependent diabetes mellitus: a multicenter, controlled clinical trial. Annals Of Internal Medicine.1994;121(12):928-35.

Church TS, Blair SN e Cocreham S. Effects of aerobic and resistance training on hemoglobin A1c levels in patients with type 2 diabetes: a randomized controlled trial (Efeitos do treino aeróbico e de resistência nos níveis de hemoglobina A1c em pacientes com diabetes tipo 2: um ensaio aleatório controlado). JAMA.2010;304:2253- 2262.

Church TS, Blair SN, Cocreham S, Johannsen N, Johnson W, Kramer K, Mikus CR, Myers V, Nauta M, Rodarte RQ e Sparks L. Effects of aerobic and resistance training on hemoglobin A1c levels in patients with type 2 diabetes: a randomized controlled trial (Efeitos do treino aeróbico e de resistência nos níveis de hemoglobina A1c em pacientes com diabetes tipo 2: um ensaio aleatório controlado). JAMA.2010;304(20):2253-62.

Cook, M.N., Girman, C.J., Stein, P.P., Alexander, C.M. e Holman, R.R. O controlo glicémico continua a deteriorar-se após a adição de sulfonilureias à metformina em doentes com diabetes tipo 2. Diabetes Care.2005;28:995-1000.

Damsbo P, Clauson P, Marbury TC e Windfeld K. A double-blind randomized comparison of meal- related glycemic control by repaglinide and glyburide in well-controlled type 2 diabetic patients. Diabetes Care.1999;22(5):789-94.

Das, P., Das, B.P., Rauniar, G.P., Roy, R.K. and Sharma, S.K. Drug utilization pattern and effectiveness analysis in diabetes mellitus at a tertiary care centre in Eastern Nepal. Indian Journal of Physiology and Pharmacology (Jornal Indiano de Fisiologia e Farmacologia). 2011;55:272-280.

Datta SU e Udupa AL. Uso de medicamentos anti-hipertensivos em pacientes com diabetes comórbida: estudo transversal do padrão de prescrição num hospital terciário. Asian Journal of Pharmaceutical and Clinical Research.2010;3(4):43-5.

De Fea K & Roth RA. A modulação da proteína quinase C da fosforilação da tirosina do substrato-1 do recetor de insulina requer a serina 612. Biochemistry.1997;36:12939-12947.

De Feyter HM, Praet SF e van den Broek NM. O treino de exercício físico melhora o controlo glicémico em doentes diabéticos tipo 2 tratados com insulina de longa data. Diabetes Care.2007;30:2511-2513.

Deepa DV, Kiran BR e Gadwalkar Srikant R. Complicações macrovasculares e microvasculares em Diabetes Mellitus Tipo 2 recentemente diagnosticada. Jornal Indiano de Prática Clínica.2014;25(7):644-48.

Desai NR, Shrank WH, Fischer MA, Avorn J, Liberman JN, Schneeweiss S, Pakes J, Brennan TA e Choudhry NK. Padrões de início de medicação em diabetes mellitus recém-diagnosticado: implicações de qualidade e custo. The American Journal of Medicine.2012;125(3):302-21.

Donath MY e Halban PA. Diminuição da massa de células beta no diabetes: significado, mecanismos e implicações terapêuticas. Diabetologia.2004;47:581-589.

Donath MY, Storling J, Maedler K e Mandrup-Poulsen T. Inflammatory mediators and islet beta-cell failure: a link between type 1 and type 2 diabetes. Journal of Molecular Medicine.2003;81:455- 470.

Dong X, Park S, Lin X, Copps K, Yi X e White MF. Irs1 and Irs2 signaling is essential for hepatic glucose homeostasis and systemic growth Journal of Clinical Investigation.2006;116:101-114.

Dormandy JA, Charbonnel B, Eckland DJ, Erdmann E, Massi-Benedetti M e Moules IK. Prevenção secundária de eventos macrovasculares em doentes com diabetes de tipo 2 no estudo PROactive (Prospective pioglitazone clinical trial in macrovascular Events): um ensaio aleatório controlado. The Lancet.2005;366(9493):1279-89.

Du X, Otiniano ME, , Ottenbacher K e Markides KS. The effect of diabetes combined with stroke on disability, self-rated health, and mortality in older Mexican Americans: results from the Hispanic EPESE. Archives of Physical Medicine and Rehabilitation.2003;84(5):725-30.

Elchebly M, Payette P, Michaliszyn E, Cromlish W, Collins S e Loy A. Increased insulin sensitivity and obesity resistance in mice lacking the protein tyrosine phosphatase-1B gene. Science.1999; 283:1544-1548.

Espeland M. Redução do peso e dos factores de risco de doenças cardiovasculares em indivíduos com diabetes tipo 2: resultados de um ano do ensaio Look AHEAD. Diabetes Care.2007;123:45-60.

Evert AB, Boucher JL e Cypress M. Recomendações de terapia nutricional para o tratamento de adultos com diabetes. Diabetes Care.2013;36:3821-3842

Fakhoury WK, LeReun C e Wright D. A meta-analysis of placebo-controlled clinical trials assessing the efficacy and safety of incretin-based medications in patients with type 2 diabetes. Pharmacology.2010;86(1):44-57.

Feldman EL, Stevens MJ e Russell JW. Diabetic peripheral and autonomic neuropathy in type 1 diabetes. Humana Press.2003:437-461.

Ferrannini E. Insulin resistance versus insulin deficiency in non-insulin dependent diabetes mellitus: problems and prospects. Endocrine Reviews.1998;19:477-490.

Fonseca V, Rosenstock J, Patwardhan R e Salzman A. Effect of metformin and rosiglitazone combination therapy in patients with type 2 diabetes mellitus: a randomized controlled trial. JAMA.2000;283(13):1695-702.

Forrester JV e Knott RM. Patogénese da retinopatia diabética e da catarata. In: Pickup J, Williams G eds. Textbook of Diabetes. Blackwell Science, Oxford.1997;45.1-45.19.

Fowler MJ. Tratamento da diabetes, parte 2: agentes orais para a gestão glicémica. Clinical Diabetes.2007;25(4):131-4.

Fritsche L,Weigert C, Haring HU e Lehmann R. How insulin recetor substrate proteins regulate the metabolic capacity of the liver - implications for health and disease. Química Medicinal Atual.2008;15:1316-1329.

Frittitta L, Youngren JF, Sbraccia P, D'Adamo M, Buongiorno A e Vigneri R. O aumento do teor de proteína PC-1 no tecido adiposo, mas não a expressão do gene do fator de necrose tumoral alfa, está associado a uma redução da sensibilidade à insulina em todo o corpo e da atividade da tirosina-quinase do recetor de insulina. Diabetologia. 1997;40:282-289.

Gimeno RE e Klaman LD. O tecido adiposo como órgão endócrino ativo: avanços recentes. Current Opinion in Pharmacology.2005;5:122-128.

Haak T, Tiengo A, Draeger E, Suntum M e Waldhausl W. Menor variabilidade intra-sujeito da glicemia em jejum e menor ganho de peso com insulina detemir em comparação com insulina NPH em pacientes com diabetes tipo 2. Diabetes, Obesity and Metabolism.2005;7(1):56-64.

Haffner SM, Lehto S, Ronnemaa T, Pyorala K e Laakso M: Mortality from coronary heart disease in subjects with type 2 diabetes and in nondiabetic subjects with and without prior myocardial infarction. New England Journal of Medicine.1998;339:229-234.

Handelsman Y, Bloomgarden ZT e Grunberger G. Associação Americana de Endocrinologistas Clínicos e Colégio Americano de Endocrinologia: directrizes de prática clínica para o desenvolvimento de um plano de cuidados abrangentes para a diabetes mellitus-2015. Endocrine Practice.2015;21(1):1-87.

Hansen D, Dendale P e Jonkers RA. O treino contínuo de exercício de intensidade baixa a moderada é tão eficaz como o treino de exercício de intensidade moderada a alta na redução da HbA(1c) no sangue em doentes obesos com diabetes tipo 2. Diabetologia. 2009;52:1789-1797.

Harding HP e Ron D. Endoplasmic reticulum stress and the development of diabetes: a review. Diabetes.2002;51(4):455-S461.

Harkness E, Macdonald W, Valderas J, Coventry P, Gask L e Bower P. Identifying psychosocial interventions that improve both physical and mental health in patients with diabetes: a systematic review and meta-analysis. Diabetes Care. 2010;33:926-930.

Hennige AM, Burks DJ, Ozcan U, Kulkarni RN, Ye J, Park S e Schubert M. Upregulation of insulin recetor substrate-2 in pancreatic beta cells prevents diabetes. Journal of Clinical Investigation.2003;112:1521-1532.

Hoffmann J e Spengler M. Efficacy of 24-Week Monotnerapy With Acarbose, Glibenclamide, or Placebo in NIDDM Patients: The Essen Study. Diabetes Care.1994;17(6):561-6.

Home PD, Pocock SJ, Beck-Nielsen H, Curtis PS, Gomis R e Hanefeld M. Equipa do Estudo RECORD. Rosiglitazone evaluated for cardiovascular outcomes in oral agent combination therapy for type 2 diabetes (RECORD): a multicentre, randomised, open-label trial. The Lancet.2009;373(9681):2125-35.

Hoskin MA, Bray GA e Hattaway K. Prevention of Diabetes Through the Lifestyle Intervention: Lessons Learned from the Diabetes Prevention Program and Outcomes Study and its Translation to Practice. Current rationion Report.2014;3:364-378.

Hotamisligil GS, Peraldi P, Budavari A, Ellis R, White MF e Spiegelman BM. IRS-1-mediated inhibition of insulin recetor tyrosine kinase activity in TNF-alpha- and obesity-induced insulin resistance. Science.1996;27:665-668

Hotamisligil GS, Shargill NS e Spiegelman BM. Adipose expression of tumor necrosis fator-alpha: direct role in obesity-linked insulin resistance. Science. 1993;259:87-91.

Houstis N, Rosen ED e Lander ES. As espécies reactivas de oxigénio têm um papel causal em múltiplas formas de resistência à insulina. Nature.2006;440:944-948.

Atlas de Diabetes da IDF. 6ª ed. Federação Internacional de Diabetes. Introduction to drug utilization research. Oslo, Noruega: Organização Mundial da Saúde.2013:6-9.

Comité Internacional de Peritos. Relatório do Comité Internacional de Peritos sobre o papel do ensaio A1C no diagnóstico da diabetes. Diabetes Care.2009;32(7):1327-34.

Itani SI, Ruderman NB, Schmieder F e Boden G. Lipid-induced insulin resistance in human muscle is associated with changes in diacylglycerol, protein kinase C, and IkappaB-alpha. Diabetes.2002;51:2005-2011.

Kahn SE. The relative contributions of insulin resistance and beta-cell dysfunction to the pathophysiology of type 2 diabetes. Diabetologia.2003;46:3-19.

Kaneto H, Nakatani Y, Kawamori D, Miyatsuka T, Matsuoka TA e Matsuhisa M. Role of oxidative stress, endoplasmic reticulum stress, and c-Jun N-terminal kinase in pancreatic beta-cell dysfunction and insulin resistance. International Journal of Biochemistry and Cell Biology.2006;38:782-793.

Kannel WB e McGee DL. Diabetes and cardiovascular disease: the Framingham study. JAMA.1979;241(19):2035-8.

Kawata T, Daimon M, Miyazaki S, Ichikawa R, Maruyama M, Chiang SJ, Ito C, Sato F, Watada H e Daida H. A função microvascular coronariana está independentemente associada à pressão de enchimento do ventrículo esquerdo em pacientes com diabetes mellitus tipo 2. Cardiovascular Diabetology.2015;14(1):98.

Kelley DE e Mandarino LJ. Fuel selection in human skeletal muscle in insulin resistance: a reexamination. Diabetes.2000;49:677-683.

Kelley DE e Simoneau JA. Impaired free fatty acid utilization by skeletal muscle in non-insulindependent diabetes mellitus. Journal of Clinical Investigation. 1994;94:2349-2356.

Kerner W e Brückel J. Definição, classificação e diagnóstico da diabetes mellitus. Experimental and Clinical Endocrinology and Diabetes.2014;122(7):384-6.

King H, Aubert RE e Herman WH. Global burden of diabetes, 1995 2025: prevalence, numerical estimates, and projections. Diabetes Care.1998; 21(9):1414-31.

Relatório do King's Fund Policy Institute, encomendado pela British Diabetic Association. Counting the cost: the real impact of non insulin dependent diabetes. Londres, King's Fund 1996.

Kipnes MS, Krosnick A, Rendell MS, Egan JW, Mathisen AL e Schneider RL. Pioglitazone hydrochloride in combination with sulfonylurea therapy improves glycemic control in patients with type 2 diabetes mellitus: a randomized, placebo-controlled study. The American Journal of Medicine. 2001;111(1):10-7.

Klein R, Klein BE e Moss SE. Epidemiologia da retinopatia diabética proliferativa. Diabetes Care.1992;15:1875-91.

Klover P e Mooney RA. Hepatocytes: critical for glucose homeostasis. International Journal of Biochemistry & Cell Biology.2004;36:753-758.

Krolewski AS, Warram JH e Freire MB. Epidemiologia das complicações diabéticas tardias. Uma base para o desenvolvimento e avaliação de programas preventivos. Endocrinology Metabolism of Clinics of North America.1996;25: 217-242.

Laakso M. Epidemiology of macrovascular disease in diabetes. Diabetes.1997;5:294-315.

Laing SP, Swerdlow AJ, Slater SD, Burden AC, Morris A, Waugh NR, Gatling W, Bingley PJ e Patterson CC. Mortality from heart disease in a cohort of 23,000 patients with insulin-treated diabetes. Diabetologia.2003;46(6):760-5.

Lazar MA. How obesity causes diabetes: not a tall tale. Science. 2005;307:373-375.

Lehto S, Ronnemaa T, Pyorala K e Laakso M. Predictors of stroke in middle-age patients with noninsulin-dependent diabetes. Stroke.1996;27(1):63-8.

Lin X, Taguchi A, Park S, Kushner JA, Li F e Li Y. A desregulação do substrato 2 do recetor de insulina nas células beta e no cérebro causa obesidade e diabetes. Journal of Clinical Investigation.2004;114:908-916.

Lopez Stewart G, Tambascia M, Rosas Guzmàn J, Etchegoyen F, Ortega Carrión J and Artemenko S. Control of type 2 diabetes mellitus among general practitioners in private practice in nine countries of Latin America. Revista Panamericana de Salud Pùblication.2007;22(1):12-20.

Lowell BB e Shulman GI. Mitochondrial dysfunction and type 2 diabetes. Science. 2005;307:384- 387.

Lyssenko V, Jonsson A, Almgren P, Pulizzi N, Isomaa B, Tuomi T, Berglund G, Altshuler D, Nilsson P e Groop L. Clinical risk factors, DNA variants, and the development of type 2 diabetes. New England Journal of Medicine.2008;359(21):2220-32.

Madhwar A, Gupta D, Singh S e Ansari NA. Estudo do padrão de uitlização de medicamentos anti-hipertensivos na nefropatia hipertensiva em um hospital universitário de cuidados terciários, Bareilly, UP. Jornal Indiano de Farmácia e Farmacologia.2015;2(1):10-5.

Maechler P e Wollheim CB. Mitochondrial function in normal and diabetic beta-cells. Nature.2001;414:807-812.

Majithia AR e Florez JC. Clinical translation of genetic predictors for type 2 diabetes. Opinião atual em

Endocrinologia, Diabetes e Obesidade. 2009;16:100-106.

Manders RJ, Van Dijk JW, Van Loon LJ. O exercício de baixa intensidade reduz a prevalência de hiperglicemia na diabetes tipo 2. Medicine and Science in Sports and Exercise.2010;42(2):219-5.

Meneilly GS, Elliott T, Tessier D, Hards L, Tildesley H. Non insulin dependent diabetes mellitus in the elderly. Diabetes Care.1996;19(12):1320-5.

Mogensen CE e Christensen CK. Predicting diabetic nephropathy in insulin-dependent patients (Previsão de nefropatia diabética em pacientes dependentes de insulina). New England Journal of Medicine.1984;311(2):89-93.

Moller DE. Potential role of TNF-alpha in the pathogenesis of insulin resistance and type 2 diabetes. Tendências em Endocrinologia e Metabolismo.2000;11:212-217.

Monami M, Marchionni N e Mannucci E. Glucagon-like peptide-1 recetor agonists in type 2 diabetes: a meta-analysis of randomized clinical trials. European Journal of Endocrinology.2009;160(6):909-17.

Morino K, Petersen KF, Dufour S, Befroy D, Frattini J e Shatzkes N. Reduced mitochondrial density and increased IRS-1 serine phosphorylation in muscle of insulinresistant offspring of type 2 diabetic parents. Journal of Clinical Investigation.2005;115:3587-3593.

Nagesh adla, Subash Vijayakumar e Sandhya Rani P. Padrão de utilização de medicamentos da síndrome metabólica e não metabólica de pacientes diabéticos tipo 2 em ambulatório. Jornal Internacional de Farmácia.2013;3(1)49-55.

Nathan DM, Buse JB, Davidson MB, Heine RJ, Holman RR, Sherwin R e Zinman B. Management of hyperglycemia in type 2 diabetes: A consensus algorithm for the initiation and adjustment of therapy a consensus statement from the American Diabetes Association and the European Association for the study of diabetes. Diabetes Care.2006;29(8):1963-72.

Nishikawa T, Edelstein D, Du XL, Yamagishi SI, Matsumura T, Kaneda Y, Yorek MA, Beebe D, Oates PJ, Hammes HP e Giardino I. A normalização da produção de superóxido mitocondrial bloqueia três vias de lesão hiperglicémica. Nature.2000;404(6779):787-90.

Niskanen L, Enlund H, Jormanainen V, Nissinen N e Uusitupa M. Therapeutic traditions in type 2 diabetes- are they changing? European Journal of Clinical Pharmacology.1994;46(2):101-105.

Nolan JJ, Jones NP, Patwardhan R e Deacon LF. A rosiglitazona tomada uma vez por dia proporciona um controlo glicémico eficaz em doentes com diabetes mellitus tipo 2. Diabetic Medicine.2000;17(4):287-94.

Ohkubo Y, Kishikawa H, Araki E, Miyata T, Isami S e Motoyoshi S. A terapia intensiva com insulina previne a progressão de complicações microvasculares diabéticas em doentes japoneses com diabetes mellitus não insulino-dependente: um estudo prospetivo aleatório de 6 anos. Diabetes Research and Clinical Practice.1995;28(2):103-17.

Olokoba A.B, Obateru O.A. e Olokoba, L.B. Diabetes Mellitus Tipo 2: Uma Revisão das Tendências Actuais. Jornal Médico de Omã.2012;27 (2):269-273.

Ozougwu JC, Obimba KC, Belonwu CD, Unakalamba CB. A patogénese e a fisiopatologia da diabetes mellitus tipo 1 e tipo 2. Jornal de Fisiologia e Fisiopatologia.2013;4(4):46-57.

Patel M, Patel IM, Patel YM e Rathi SK. Um estudo observacional de base hospitalar de indivíduos diabéticos de tipo 2 de Gujarat, Índia. Journal of Health, Population and Nutrition.2011:265-72.

Paterson AD, Rutledge BN, Cleary PA, Lachin JM e Crow RS. The effect of intensive diabetes treatment on resting heart rate in type 1 diabetes the diabetes control and complications trial/epidemiology of diabetes interventions and complications study. Diabetes Care.2007;30(8):2107-12.

Paz K, Hemi R, LeRoith D, Karasik A, Elhanany E, Kanety H e Zick Y. A Molecular Basis for Insulin Resistance elevated serine/threonine phosphorylation of irs-1 and irs-2 inhibits their binding to the juxtamembrane region of the insulin recetor and impairs their ability to undergo insulin-induced tyrosine phosphorylation. Journal of Biological Chemistry.1997;272(47):29911-8.

Petersen KF, Dufour S, Befroy D, Garcia R e Shulman GI. Impaired mitochondrial activity in the insulin-resistant offspring of patients with type 2 diabetes. New England Journal of Medicine.2004;350(7):664-71.

Picon MJ, Murri M, Munoz A, Fernandez-'Garcia JC, Gomez-Huelgas R e Tinahones FJ. Hemoglobina A1c versus teste oral de tolerância à glicose no rastreio da diabetes pós-parto. Diabetes Care.2012;35:1648-165.

Praet SF, Manders RJ, Lieverse AG, Kuipers H, Stehouwer CD, Keizer HA e Van Loon LJ. Influence of acute exercise on hyperglycemia in insulin-treated type 2 diabetes. Medicine and Science in Sports and Exercise.2006;38(12):2037.

Raskin P, Rappaport EB, Cole ST, Yan Y, Patwardhan R e Freed MI. Rosiglitazone short-term monotherapy lowers fasting and post-prandial glucose in patients with type II diabetes. Diabetologia.2000;43(3):278-84.

Ratner R, Goldberg R e Haffner S. Impact of intensive lifestyle and metformin therapy on cardiovascular disease risk factors in the diabetes prevention program. Diabetes Care.2005;28:888-894.

Rhodes CJ. Diabetes tipo 2 - uma questão de vida ou morte das células beta? Science.2005;307: 380-384.

Ridderstrale M e Groop L. Dissecção genética da diabetes tipo 2. Molecular and Cellular Endocrinology.2009;297:10-17.

Rizvi AA. Gestão da diabetes em adultos mais velhos. American Journal of Medical Science.2007;333:35-47.

S Manjusha, Amit M e Ronak S. A Study on Prescribing Pattern and Potential Drug-drug Interactions in

Type 2 Diabetes Mellitus Inpatients. Jornal Indiano de Prática Farmacêutica. 2014;7(1):34-37.

Sajith M, Pankaj M, Pawar A, Modi A e Sumariya R. Medication adherence to antidiabetic therapy in patients with type 2 diabetes mellitus. Young. 2014;18(40):7.

Sandoval DA, Obici S e Seeley RJ. Targeting the CNS to treat type 2 diabetes. Nature Reviews Drug Discovery.2009;8(5):386-98.

Santomauro AT, Boden G, Silva ME, Rocha DM, Santos RF e Ursich MJ. A redução noturna de ácidos gordos livres com Acipimox melhora a resistência à insulina e a tolerância à glicose em indivíduos obesos diabéticos e não diabéticos. Diabetes.1999;48:1836-1841.

Sheetz MJ e King GL. Molecular understanding of hyperglycemia.s adverse effects for diabetic complications. JAMA.2002;288:2579-2588.

Shepherd PR e Kahn BB. Glucose transporters and insulin action implications for insulin resistance and diabetes mellitus. New England Journal of Medicine. 1999;341:248-257.

Simmgen M, Knauf C, Lopez M, Choudhury AI, Charalambous M and Cantley J. Liver-specific deletion of insulin recetor substrate 2 does not impair hepatic glucose and lipid metabolism in mice. Diabetologia.2006;49:552-561.

Simpson E e Pilote L. Quality of life after acute myocardial infarction: a comparison of diabetic versus non-diabetic acute myocardial infarction patients in Quebec acute care hospitals. Health and Quality of life Outcomes. 2005;3(1):1.

Sun XJ, Wang LM, Zhang Y, Yenush L, Myers MG Jr e Glasheen E. Role of IRS-2 in insulin and cytokine signalling. Nature.1995;377:173-177.

Sutharson L, Hariharan RS e Vamsadhara C. Drug utilization study in diabetology outpatient setting of a tertiary hospital. Indian Journal of Pharmacology. 2003;35:237-240.

Taniguchi CM, Ueki K e Kahn R. Complementary roles of IRS-1 and IRS-2 in the hepatic regulation of metabolism. Indian Journal of Medical Research. 2005;115:718-727.

O Comité Internacional de Peritos. Relatório do Comité Internacional de Peritos sobre o papel do ensaio A1C no diagnóstico da diabetes. Diabetes Care.2009;32:1327-1334

O Painel Consultivo de Revisão da Utilização de Medicamentos da Farmacopeia dos EUA. Revisão da Utilização de Medicamentos: Mechanisms to Improve Its Effectiveness and Broaden Its Scope (Mecanismos para melhorar a sua eficácia e alargar o seu âmbito). Journal of American Pharmacist Association.2000;40(4):538-545.

Turner RC, Cull CA, Frighi V e Holman RR. Grupo do Estudo Prospetivo da Diabetes do Reino Unido (UKPDS). Controlo glicémico com dieta, sulfonilureia, metformina ou insulina em doentes com diabetes mellitus tipo 2: necessidade progressiva de terapias múltiplas (UKPDS 49). JAMA.1999;281(21):2005-

12.

Venables MC e Jeukendrup AE. Physical inactivity and obesity: links with insulin resistance and type 2 diabetes mellitus. International Journal of Experimental Diabetes Research.2009;25:S18- S23.

Vinik AI, Holland MT e Le Beau JM. Neuropatias diabéticas. Diabetes Care.1992; 15:1926-75.

W. Kerner e J. Brückel. Definição, Classificação e Diagnóstico da Diabetes Mellitus Associação Alemã de Diabetes: Directrizes para a prática clínica Clinical Endocrinology Diabetes.2014;122:384-386

Wadden TA, West DS e Neiberg RH. Perdas de peso ao fim de um ano no estudo Look AHEAD: factores associados ao sucesso. Obesity (Silver Spring).2009;17:713-722.

Weinstein AR, Sesso HD, Lee IM, Cook NR, Manson JE, Buring JE, Gaziano JM. Relação entre atividade física e índice de massa corporal com diabetes tipo 2 em mulheres. Jama.2004;292(10):1188-94.

Wellen KE & Hotamisligil GS. Inflamação, stress e diabetes. Journal of Clinical Investigation.2005;115:1111-1119.

Wolffenbuttel BH e Landgraf RÜ. Uma comparação multicêntrica, aleatória e em dupla ocultação de 1 ano entre a repaglinida e a gliburida para o tratamento da diabetes tipo 2. Grupo de estudo holandês e alemão da repaglinida. Diabetes Care.1999;22(3):463-7.

Worm D, Vinten J, Staehr P, Henriksen JE, Handberg A e Beck-Nielsen H. Alterações da atividade da fosfotirosina fosfatase (PTPase) basal e estimulada pela insulina no músculo esquelético de doentes com DMNID em comparação com indivíduos de controlo. Diabetologia.1996;39:1208-1214.

Wright A, Cull C, Holman R, Turner R, Murchison L, Wright AD, Oakley N, Kohner E, Hayes R, Scarpello J e Hadden D. United Kingdom Prospective Diabetes Study 24: um ensaio de 6 anos, aleatório e controlado, que compara a terapêutica com sulfonilureia, insulina e metformina em doentes com diabetes de tipo 2 recentemente diagnosticada que não podia ser controlada com terapêutica dietética. Annals of Internal Medicine.1998;128(3):165-75.

Yale JF, Valiquett TR, Ghazzi MN, Owens-Grillo JK, Whitcomb RW e Foyt HL. The effect of a thiazolidinedione drug, troglitazone, on glycemia in patients with type 2 diabetes mellitus poorly controlled with sulfonylurea and metformin: a multicenter, randomized, double-blind, placebo-controlled trial. Annals of internal medicine.2001;134(9):737-45.

Yu C, Chen Y, Cline GW, Zhang D, Zong H e Wang Y. Mecanismo pelo qual os ácidos gordos inibem a ativação da insulina do substrato do recetor de insulina-1 (IRS-1) associado à atividade da fosfatidilinositol 3-quinase no músculo. Journal of Biological Chemistry.2002;277:50230-50236.

Zhande R, Mitchell JJ, Wu J e Sun XJ. Mecanismo molecular da degradação induzida pela insulina do substrato 1 do recetor de insulina. Molecular and Cellular Biology. 2002;22:1016-1026.

Zierath JR, Krook A e Wallberg-Henriksson H. Insulin action and insulin resistance in human skeletal muscle (Ação da insulina e resistência à insulina no músculo esquelético humano). Diabetologia.2000;43:821-835

Zisman A, Peroni OD, Abel ED, Michael MD, Mauvais-Jarvis F e Lowell BB. A desregulação do transportador de glicose 4 seletivamente no músculo provoca resistência à insulina e intolerância à glicose. Nature Medicine.2000;6:924-928.

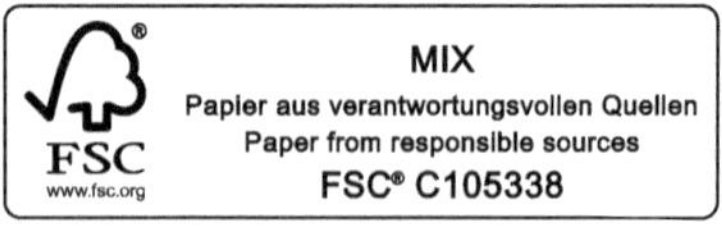

Printed by Books on Demand GmbH, Norderstedt / Germany